Dr. Catherine Senécal

DU BIST GUT SO, WIE DU BIST!

So befreien Sie Ihr Kind vom Figurwahn

Rollenklischees abbauen · Individualität stärken
Essstörungen vorbeugen

*Aus dem Französischen von
Susanne Engelhardt*

Haben Sie Fragen oder Anregungen zum Buch?
Erfahrungen, die Sie mit anderen teilen möchten?

Nutzen Sie unser Internetforum:
www.mankau-verlag.de/forum

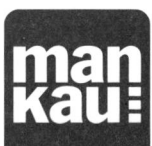

Impressum

Bibliografische Information der Deutschen Nationalbibliothek
Die Deutsche Nationalbibliothek verzeichnet diese Publikation in der Deutschen Nationalbibliografie; detaillierte bibliografische Daten sind im Internet über http://dnb.d-nb.de abrufbar.

Dr. Catherine Senécal
Du bist gut so, wie du bist!
So befreien Sie Ihr Kind vom Figurwahn
Rollenklischees abbauen – Individualität stärken – Essstörungen vorbeugen
ISBN 978-3-86374-544-8
1. Auflage Oktober 2019

Mankau Verlag GmbH
D-82418 Murnau a. Staffelsee
Im Netz: www.mankau-verlag.de
Internetforum: www.mankau-verlag.de/forum

Übersetzung aus dem Französischen: Susanne Engelhardt, München
Lektorat: Redaktionsbüro Julia Feldbaum, Augsburg
Endkorrektorat: Susanne Langer-Joffroy M. A., Germering
Cover/Umschlaggestaltung: Hauptmann & Kompanie Werbeagentur, Zürich
Illustrationen: Félix Girard
Layout und Satz: Lydia Kühn, Aix-en-Provence, Frankreich
Energ. Beratung: Gerhard Albustin, Raum & Form, Winhöring

Bildnachweis:
istockphoto.com 35 li.: ivanastar
35 re.: Nickolay Lamm
37: alle Rechte vorbehalten
stock.adobe.com 60 li.: deborahatl; 61 li. o.: Archivist; 61 li. u.: Reuters/Stefano Rellandini; 61 re. u.: Reuters/Mark Blinch
60 re.: Sandro Botticelli, photo Google Art Project
commons.wikimedia.org 61 re. o.: Attribution: Milton H. Greene [Public domain]

Druck: Druckerei C. H. Beck, Nördlingen

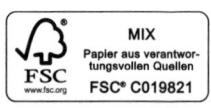

Die Originalausgabe erschien unter dem Titel
»Ton poids, on s'en balance!«
© 2018, Les Éditions de l'Homme,
division du Groupe Sogides Inc.
(Montréal, Québec, Kanada)

Alle Rechte der deutschsprachigen Ausgabe:
© 2019, Mankau Verlag GmbH, Murnau

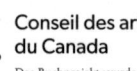

Conseil des arts du Canada   Canada Council for the Arts

Das Buchprojekt wurde mit Unterstützung des »Canada Council for the Arts« realisiert.

Wichtiger Hinweis: Verlag und Autorin haben bei der Erstellung dieses Buches Informationen und Ratschläge mit Sorgfalt recherchiert und geprüft, dennoch erfolgen alle Angaben ohne Gewähr; Verlag und Autorin können keinerlei Haftung für etwaige Schäden oder Nachteile übernehmen, die sich aus der praktischen Umsetzung der in diesem Buch dargestellten Inhalte ergeben. Bitte respektieren Sie die Grenzen der Selbstbehandlung, und suchen Sie bei Erkrankungen einen erfahrenen Arzt oder Heilpraktiker auf.

Inhalt

Brief an meine Tochter 7
Brief an meinen Sohn 10
Ein Wort an die Leser 13

Kapitel 1
Kann man Essstörungen und Probleme der Körperwahrnehmung bei Kindern und Jugendlichen vorbeugen?

Das Körperbild, was ist das eigentlich? 18
Können wir mit unserem Verhalten gegenüber unseren Kindern
Essstörungen und einem problematischen Körperbild vorbeugen? 22

Kapitel 2
Prinzessin und Superheld: Geschlechterklischees bei kleinen Kindern

Spielsachen ... nicht immer harmlos 34
Abenteuer- oder Liebesgeschichten? 43
Das Leben in Rosa und Blau 47

Kapitel 3
Das Körperbild: Wie definiert man Schönheit?

Das Schönheitsideal ... Aber welches genau? 60
Wie man ein positives Körperbild unterstützen kann 63
Vorsicht gegenüber den Medien 68
Mobbing und Druck durch Gleichaltrige 69
Sportliche Aktivitäten: Risiko und Schutz zugleich 72
Eine Herausforderung für adoptierte Kinder und Kinder von Eltern
unterschiedlicher Hautfarbe 76

Kapitel 4
Ernährung in Kindheit und Jugend

Konkrete Lösungen 85
Auch Jugendliche brauchen ihre Eltern 98

✳ Kapitel 5 ✳
Die Pubertät: Körper und Gefühle im Wandel

Bei den Mädchen 104
Eine verfrühte Pubertät tritt immer häufiger auf 106

✳ Kapitel 6 ✳
Das Teeniealter – Körper und Umwelt in Aufruhr!

Körperfettphobie und »Fat Shaming« 126
Der Feminismus: ein Teil der Lösung 137
Identität und Hypersexualisierung 142
Sexuelle Belästigung: ein Kontinuum der Gewalt 147

✳ Kapitel 7 ✳
Wenn der Kummer übermächtig wird:
Essstörungen und gestörte Nahrungsaufnahme

Erste Etappe: die objektive Befragung 158
Zweite Etappe: die Besonderheiten und Unterschiede der
einzelnen Essstörungen 166
Dritte Etappe: im Bedarfsfall ist schnelles Handeln erforderlich 172

✳ Kapitel 8 ✳
Mein Kind – mein Spiegelbild? Der Einfluss der Eltern

Sind die Eltern verantwortlich, wenn ihr Kind eine Essstörung entwickelt? . 182
Wenn die Eltern nicht die Schuldigen sind, wo liegen dann
die Ursachen für die Entstehung von Essstörungen? 186

Schlussbemerkung 202
Adressen 204
Catherines Lesezirkel 206
Danksagung 208
Endnoten 210
Register 220

VORWORT

Brief an meine Tochter

Meine Tochter, noch nie habe ich dich sagen hören, dass du dir etwas nicht zutraust oder lieber jemand anderer wärst, nur weil du ein Mädchen bist. Nie siehst du mich schräg an, wenn ich dir abgelegte Sachen deines Bruders anziehe. Noch nie hast du dein Gewicht infrage gestellt oder versucht, dein Aussehen zu ändern. Von Anfang an hast du dem Puppenhaus im Kinderzimmer die kalte Schulter gezeigt, aber die Dinosaurier deines Bruders, die findest du ziemlich cool – wie übrigens deinen Bruder auch. Aber mir ist auch bewusst, dass du noch sehr klein bist. Ich werde alles tun, was in meiner Macht steht, damit du so authentisch bleibst, denn das ist mir sehr wichtig.

Wenn du lachst, ist das der schönste Klang der Welt. Dein Lachen ist so ansteckend, dass es niemandem möglich ist, nicht bis über beide Ohren zu grinsen. Ich liebe deine wilde Löwenmähne genauso wie deine große Empathie, die so echt und spontan ist. Du bist ein großartiges kleines Mädchen. Schon als Säugling hattest du glänzende Augen. Wir wussten alle, dass du uns aufmerksam beobachtest ... Dir entgeht nichts, nicht eine Geste, nicht ein Wort! In deinem Bücherregal stehen nie genug Bücher, immer stellt es sich als zu klein für deine große Neugier heraus. Ich habe keine Zweifel daran, dass du diese Neugier im Lauf deiner Schulzeit ausleben wirst. Hoffentlich erlaubt sie es dir, deine Bedürfnisse zu stillen und deinen Weg zu gehen, damit du deinen Lebensunterhalt mit deinem Kopf bestreiten kannst, statt mit deinem Aussehen.

VORWORT

Was für eine Freiheit, einen Beruf zu wählen, der uns erlaubt zu denken, und was für ein Glück du hast, in einem Land aufzuwachsen, in dem dir das möglich ist. Deine Urgroßmutter zum Beispiel wurde als junge Frau aus Geschäften verwiesen, weil sie darauf beharrte, Hosen zu tragen, was damals den Männern vorbehalten war. Doch diese Entscheidungen wirst du treffen, denn diese Wahlfreiheit soll, das wünsche ich, Teil unserer Beziehung sein.

Du redest laut, meine Tochter, das ist eines der Dinge, die dich auszeichnen, auch gerade wieder, während ich diese Zeilen schreibe! Auch wenn ich mich beklage, dass bei dir die Lautstärke immer voll aufgedreht ist, bist du doch so einfühlsam gegenüber anderen und so entschlossen, dass ich hoffe, du redest noch oft laut über die Sachen, die dir am Herzen liegen. Mögest du deine Stimme voller Überzeugung nutzen, um die Ungerechtigkeiten anzuprangern, die dir nahegehen. Mögest du aber auch dir selbst immer so viel Mitgefühl entgegenbringen. Du hast ein Recht darauf, an dich zu glauben, du hast ein Recht darauf, ein Leben voller intensiver Gefühle zu leben, du hast ein Recht darauf, deine Sexualität in deinem Rhythmus auszuleben, egal ob mit einem Mann oder einer Frau, du hast ein Recht auf einen runden Po und einen Bauch, du hast ein Recht auf dicke Muckis, falls dir das gefällt, du hast ein Recht, einen Badeanzug zu tragen oder nicht, unabhängig von deiner Figur. Möge unsere Gesellschaft ihre Einstellung zum Aussehen bis zu deiner Pubertät geändert haben. Aus diesem Grund schreibe ich unter anderem auch dieses Buch hier. Denn wenn sich nichts ändert, wirst du in die Hände einer übermächtigen Industrie geraten, die dich an deinem Körperbild zweifeln lassen wird, das weiß ich. Ich werde weiterhin wachsam sein und mich infrage stellen, damit ich immer für dich da bin, offen und ohne Vorurteile. Was für ein Privileg, wie du dich jeden Tag solide und integer weiterentwickelst. Es ist ein großes Vergnügen, all diese Glücksmomente mit dir erleben zu dürfen.

Ich liebe dich unendlich und bedingungslos.

Mama

VORWORT

Brief an meinen Sohn

Mein Sohn, für deinen Vater und mich war klar, dass wir das Abenteuer »Elternsein« als Team erleben wollten. Du hast deinen Vater genauso viel kochen, genauso viele Arme voll Wäsche waschen und genauso viele Windeln wechseln sehen wie mich. Du hast gesehen, dass er in Bezug auf seine Karriere Entscheidungen abseits der Norm getroffen hat, um keinen der wichtigen Momente in deinem Leben und dem deiner Schwester zu verpassen, die ja so schnell vorbeigehen. Du hast gesehen, wie glücklich und erfüllt er angesichts dieser Freiheit war. Du hast auch gesehen, dass ich meine Karriere, die mir viel bedeutet, engagiert vorantreibe, und dass ich jeden Tag voller Energie und mit einem Lächeln auf den Lippen nach Hause komme. Der Apfel fällt nicht weit vom Stamm – auch dir sind die Ungleichheiten und Ungerechtigkeiten in deinem kleinen Universum noch nie entgangen. Ich habe dich heftig und betroffen reagieren sehen angesichts von Themen wie Klimaerwärmung und Armut. Doch wie immer hast du mich sehr überrascht, denn für dich ist die Gleichstellung von Mann und Frau absolut selbstverständlich. Dein Drang nach Gerechtigkeit erstreckt sich auch auf diesen Bereich.

Vielleicht bist du sauer auf mich wegen der langen Diskussionen über Papas schönes rosa Hemd oder deine Batman-Figur, die für meinen Geschmack zu muskulös ist. Aber leid tut es mir nicht. Für mich war es unerlässlich, dass du von klein auf deine Einstellung zu Männlichkeit und Körperbild hinterfragt hast. Du bist ein groß-

VORWORT

artiger Junge, und du solltest das »Warum« verstehen, bevor du meinen Werten und unseren familiären Regeln zustimmst. Dank deinem vielen »Warum?« musste ich meine Kenntnisse ausbauen und dir Konzepte im Detail erklären, die meiner Meinung nach für einen kleinen Jungen viel zu kompliziert waren. Aber du hast verstanden, und du hast sogar Verbindungen hergestellt – bei mehreren Kinofilmen hast du zum Beispiel verblüfft erkannt, dass die Bösen dickleibig waren. Meinen Körper habe ich übrigens nie versteckt. Als kleiner Junge hast du gesehen, wie ich ein Bad nehme oder deine Schwester ungeniert stille. Es machte mir nichts aus, dass du den Körper einer normalen Frau siehst: keine Schönheitsoperation, keine Diät. Ich akzeptiere dieses Bild, und ich habe das Gefühl, dass auch du es akzeptierst, ohne es zu hinterfragen. Du bist zufrieden, dass deine Mutter einen Körper hat, der ihr erlaubt, Fußball zu spielen und Yoga mit dir zu machen, und an dem man sich auch schön ankuscheln kann!

Aber manchmal habe ich Angst, wie alle Eltern. Dann frage ich mich, was aus der Mischung wird zwischen deinem großen Zartgefühl, deinem Drang, alles perfekt zu machen, und dem, was das Leben dir an Erfahrungen bescheren wird. Ich hoffe von ganzem Herzen, dass du in der Lage sein wirst, weiter Sport zu machen und mit Genuss zu essen, nicht, um anderen zu gefallen. Genauso hoffe ich, dass du in der Schule gute Erfahrungen machst und es schaffst, nicht zu hart zu dir selbst zu sein. Aber ich wünsche dir auch, dass du Misserfolge erlebst, denn ich habe Vertrauen in dich und darin, dass man durch Mitgefühl lernt. Ich werde für dich da sein, wenn du es wünschst, damit du erkennst, dass du ein außergewöhnliches Kind bist – du bist mehr als das, was du machst und

VORWORT

wonach es aussieht. Weißt du, du hast ein Recht darauf, auf deine Art ein Held zu sein und nicht nur viele Muskeln haben zu wollen, du hast ein Recht darauf zu weinen und starke Gefühle zu zeigen, und du hast ein Recht darauf, Freunde beiderlei Geschlechts zu haben, mit denen du die gleichen Hobbys teilst und über die gleichen Dinge sprichst. Ich wünsche dir, dass du dir deinen Partner oder deine Partnerin danach aussuchst, was diese Person dich empfinden lässt und ob ihr zusammen gute Gespräche führen könnt. Ich wünsche dir die Entscheidungen, die zu dir passen, auch wenn es andere Entscheidungen sind, denn du hast das Recht, anders zu sein! Es ist ein großes Glück, mit dir zu leben und die Welt durch deine Augen zu entdecken!

Ich liebe dich unendlich und bedingungslos.

Mama

Ein Wort an die Leser

Liebe Eltern, Großeltern, Erziehende, Lehrende und Trainer,

Sie haben mich zu diesem Buch inspiriert und danach gefragt, um den Kindern und Jugendlichen beistehen zu können, die Sie umgeben, und sie vor Essstörungen zu bewahren, genauso wie vor den Konsequenzen eines negativen Körperbildes.

In diesem Buch stelle ich den Forschungsstand zu diesem Thema vor, ergänzt durch meine beruflichen Erfahrungen, um Ihnen so ein praktisches Kompendium zur Verfügung zu stellen, das Ihnen hoffentlich bei den bestmöglichen Entscheidungen hilft, ganz egal, welches Alter die Kinder in Ihrer Obhut haben.

Vielen Dank, dass Ihnen das Wohl unserer Jüngsten am Herzen liegt und Sie dafür kämpfen, dass die kommende Generation eine bessere Beziehung zum Essen und ein gesundes Körperbild entwickelt. Gemeinsam ist es möglich, etwas zu verändern!

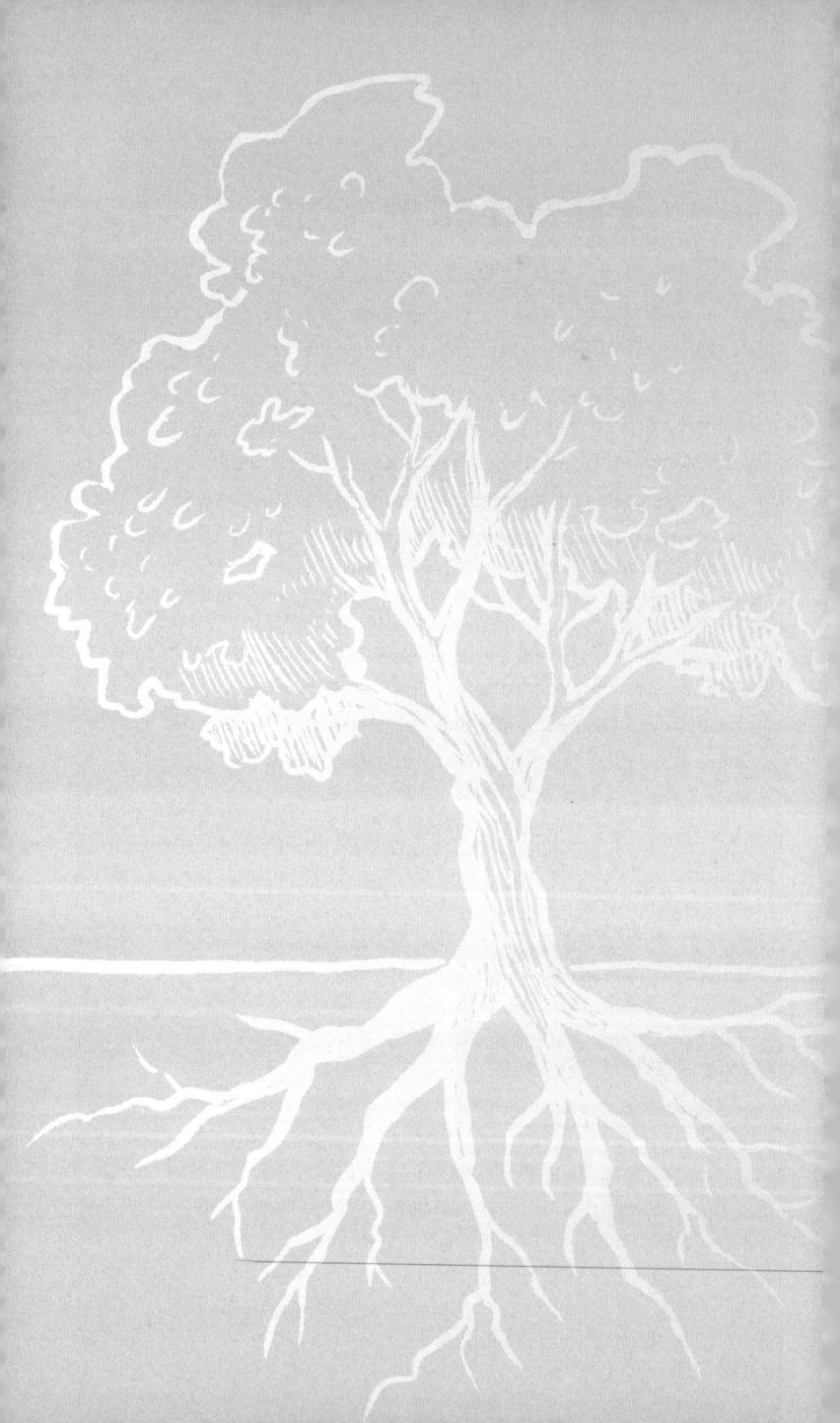

Kapitel 1

Kann man Essstörungen und
Problemen der Körperwahrnehmung
bei Kindern und Jugendlichen
vorbeugen?

»Meine Tochter versteckt Bonbons in ihrem Zimmer und hat in letzter Zeit zugenommen. Ihr Bauch ist runder geworden. Müsste ich überwachen, was sie isst?«

– *Ein Mann, der an einer Binge-Eating-Störung litt und Vater eines achtjährigen Mädchens ist*

»Mein Sohn hat mir erzählt, dass er aufgrund seines Gewichts in der Schule oft gehänselt wird. Er sagt in letzter Zeit oft morgens vor der Schule, dass er Bauchweh hat, und das macht mir Sorgen.«

– *Eine Frau, die selbst nie eine Essstörung hatte und Mutter eines zwölfjährigen Jungen ist*

»Ich habe mich mein Leben lang schlecht in meinem Körper gefühlt und habe Angst, das auf meine Kinder zu übertragen! Kann ich irgendwie verhindern, dass meine Kinder eine Essstörung entwickeln?«

– *Eine junge Frau, die an Magersucht leidet und Mutter zweier Mädchen von zwei und vier Jahren ist*

»In meiner Gruppe ist ein Kind, das sich weigert, zu den normalen Essenszeiten zu essen! Ich weiß nicht weiter. Nichts geht mehr! Die Eltern haben mir gesagt, dass sie es zu Hause zum Essen zwingen müssen.«

– *Ein Erzieher in einem Hort, der selbst nie an einer Essstörung gelitten hat*

»Meine Kinder haben mitbekommen, dass mein Mann mehrere Diäten gemacht hat und zeitweise sehr viel ins Fitnessstudio gegangen ist. Mich haben sie dagegen gesehen, wie ich zeitweise Chips und Süßigkeiten esse, ohne Sport zu machen. Was kann ich tun, damit sie nicht auch mit solchen Achterbahnfahrten anfangen?«

– *Ein Mann und eine Frau, deren Essverhalten einen Großteil ihres Erwachsenenlebens an eine Essstörung grenzte. Sie sind Eltern zweier Kinder im Alter von drei und acht Jahren.*

»Mehrere meiner Athleten achten jetzt darauf, was sie essen, um ›leichter‹ zu sein. Ich bin nicht sicher, ob ich da einschreiten soll. Es stimmt, kurzfristig steigern sie ihre Leistung dadurch, aber ich weiß, dass diese Geschichten oft schlecht ausgehen!«

– *Trainer in einem Sportverein*

Kein Arbeitstag vergeht, ohne dass ein Patient oder ein Kollege mich fragt, was er tun kann, um zu verhindern, dass sein Kind eine Essstörung entwickelt. Diese Erwachsenen teilen alle den Wunsch, ihre Kinder mögen in Frieden mit dem eigenen Körperbild und ihrem Gewicht leben und ein Leben lang ein ungetrübtes Verhältnis zum Thema Ernährung haben.

Manchmal kommen diese Fragen auch auf, weil die Erwachsenen selbst an einer Essstörung gelitten haben und der nachkommenden Generation diese Qualen ersparen wollen. Manchmal handelt es sich um Eltern oder Großeltern, die selbst nie von einer Essstörung betroffen waren, so etwas aber bei Menschen in ihrem Umfeld erlebt haben und deshalb vorbeugen möchten. Andere haben beruflich als Lehrer oder Trainer mit Jugendlichen zu tun. Sie stellen ihr Einschreiten manchmal infrage und spüren, dass es eine echte Herausforderung ist, qua Amt Empfehlungen auszusprechen, in denen gesunde Ernährung gepredigt wird, und gleichzeitig zu vermeiden, dass die geistige Gesundheit Schaden nimmt!

Wenn Sie zu den Menschen gehören, denen die Interessen der Jugend am Herzen liegen, finden Sie in diesem Buch eine Vielzahl an Möglichkeiten, um auf verschiedenen Ebenen einzuschreiten. Das gilt für zu Hause genauso wie für jede andere Umgebung, in der sich Kinder und Jugendliche bewegen. Außerdem werden Denkansätze vorgestellt, um eine Diskussion anzustoßen über die Werte, für die unsere Entscheidungen und Taten stehen und die von unseren Kindern aufmerksam beobachtet werden.

KAPITEL 1

Das Körperbild, was ist das eigentlich?

Es gibt verschiedene **Definitionen des Körperbildes**. Experten aus diesem Bereich sagen, »das Körperbild setzt sich aus zwei Ebenen zusammen: aus der *Wahrnehmung* der Erscheinung des eigenen Körpers (kognitiv/rational) und den *emotionalen Antworten* auf diese Wahrnehmung (affektiv/emotional).«[1]

Um den veränderlichen Charakter des Körperbildes zu zeigen (das unter anderem in Abhängigkeit von unseren Gedanken und unseren Gefühlen schwankt), kann man die vorangegangene Definition durch einen interessanten Zusatz ergänzen: »Das Körperbild ist eine dynamische Wahrnehmung des eigenen Körpers, wie er aussieht, wie man ihn spürt und wie er sich bewegt. Diese Wahrnehmung kann sich je nach Laune, körperlicher Erfahrung und Umwelt ändern.«[2] Unterm Strich lässt sich sagen, dass das Körperbild alles andere als nur ein objektives Urteil über den eigenen Körper ist. Es handelt sich vielmehr um die ganz persönliche »Erfahrung« des eigenen Körpers.

Da das Körperbild auf Wahrnehmungen und Überzeugungen basiert, kann es eine Diskrepanz zur faktischen Wirklichkeit geben. So kann sich ein Mensch mit einem normalen Gewicht durchaus mollig fühlen oder finden. Genauso gut kann sich ein Mensch mit Übergewicht ganz wohl in seiner Haut fühlen. Körperliche Erscheinung und Körperbild sind also zwei sehr verschiedene Konzepte. Deshalb ist in psychologischer und sozialer Hinsicht noch viel Arbeit zu leisten, um falsche Überzeugungen in Bezug auf den »idealen Körper« abzubauen. Diese Überzeugungen sind mitverantwortlich für die Probleme, die viele Kinder mit ihrem Körperbild haben, und das bereits von klein auf, wie wir im nächsten Kapitel sehen werden.

Welche Risiken birgt ein negatives Körperbild während der Kindheit?

Es besteht ein Zusammenhang zwischen einem negativen Körperbild und der Entstehung von Essstörungen allgemein, einem schwachen Selbstwertgefühl und depressiven Symptomen.[3] Man weiß, dass Kinder im Alter von fünf bis sechs bereits ein Körperbild[4] entwickelt haben, und dass die Pubertät ein Schlüsselmoment für die Entwicklung von Essstörungen ist (aufgrund der körperlichen und hormonellen Veränderungen). Deshalb ist es wichtig, bereits im Vorschulalter und während der ganzen Kindheit an einem positiven Körperbild zu arbeiten.

✪ Bestimmte Daten, die im kanadischen Québec im Rahmen einer Umfrage unter Schülern von zwölf bis 17 Jahren erhoben wurden, geben Anlass zur Sorge: **48,8 % der Mädchen und**

KAPITEL 1

> **48,5 % der Jungen sagten aus, dass sie unzufrieden mit ihrer Figur/ihrem Körperbild seien.**[5]
>
> Zu erfahren ist auch, dass 41 % der Mädchen mit Normalgewicht gern schlanker und 28 % der Jungen mit Normalgewicht gern muskulöser wären.
>
> Doch damit nicht genug. Die in dieser Umfrage erstellten Statistiken sind beunruhigend:[6]
>
> - 12 % der Jugendlichen haben bereits eine Diät zur Gewichtsreduktion gemacht.
> - 11 % der Jugendlichen haben bereits einmal einen ganzen Tag nichts gegessen.
> - 28 % haben innerhalb von sechs Monaten »häufig« oder »einige Male« Mahlzeiten ausgelassen.
> - 51 % der Jugendlichen trainierten intensiv.
> - 3,6 % von ihnen haben schon einmal willentlich ein Erbrechen herbeigeführt, Abführmittel oder Appetitzügler eingenommen.

Die auf Essstörungen spezialisierten Mitarbeiter im Gesundheitsbereich brechen im Moment unter der Last der Arbeit fast zusammen. Angesichts der Tatsache, dass Menschen mit Essstörungen lange warten, bevor sie sich in Behandlung begeben, darf man die Bedeutung der präventiven Arbeit nicht unterschätzen, vor allem in sozial schwachen Milieus. Wenn es uns gelingt, einen Fuß in die Tür in Richtung Essstörung zu bekommen, bevor sie sich hinter dem Kind schließt und bevor die Risikofaktoren zu groß werden, könnten wir Tausende von Jugendlichen schützen, auch wenn sie in biologischer Hinsicht anfälliger sind.

Ungeachtet der Tatsache, dass wir um die Bedeutung der Genetik/ Biologie bei der Erklärung von Essstörungen wissen, wissen wir auch, dass es beim Einzelnen durchaus möglich ist, eine biologische Anfälligkeit in sich zu tragen, ohne dass diese sich in Form schädlicher Verhaltensweisen äußert. So geht es neben anderen Faktoren, die bei Kindern und Jugendlichen zur Entstehung einer Essstörung beitragen, auch um den Persönlichkeitstyp und den sozialen Druck, der angesichts des allgemeinen Schlankheitskults empfunden wird. Dabei handelt es sich um das bio-psycho-soziale Modell, das unter Wissenschaftlern anerkannt ist. Und da wird es für Eltern und Gesellschaft interessant, denn der soziale Faktor ist einer, den wir wirklich beeinflussen können!

KAPITEL 1

Können wir mit unserem Verhalten gegenüber unseren Kindern Essstörungen und einem problematischen Körperbild vorbeugen?

Aus Sicht vieler Eltern scheint man von vornherein auf verlorenem Posten zu stehen bei dem Versuch, Essstörungen verhindern zu wollen. Schließlich ist unsere Welt voller Werbung, in der Frauen als Objekte dargestellt werden, und in der ein ganzer Industriezweig mit dem Thema Gewichtsreduktion jedes Jahr Milliarden Dollar umsetzt. Doch das familiäre Umfeld kann zu einem Schutzraum werden, so wie die Wurzeln eines Baumes ihm erlauben, im Boden verankert zu bleiben und dadurch auch den heftigsten Stürmen zu trotzen.

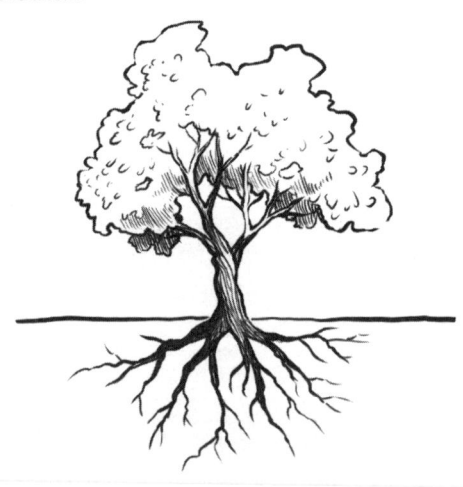

KÖNNEN WIR VORBEUGEN?

Es gibt klinische Beweise, die durchaus ermutigend sind und den Schluss nahelegen, dass Vater oder Mutter sehr wohl Einfluss auf das Körperbild ihrer Kinder nehmen und zur Prävention einer Essstörung beitragen können. Und das sogar, wenn ein Elternteil selbst an einer Essstörung leidet. Studien haben gezeigt, dass das Risiko des Kindes, selbst eine Essstörung zu entwickeln, um 40 % sinkt, wenn solche Elternteile an einem Präventivprogramm teilnehmen.[7] So sollen Eltern (hauptsächlich sind es Mütter), die an Präventivmaßnahmen teilnehmen, weniger familiäre Konflikte bei den Mahlzeiten haben und eher auf die Bedürfnisse ihres Kindes eingehen können.[8]

Diese Programme bestehen aus mehreren Treffen, schließen beide Elternteile ein und ermöglichen ein Gespräch zwischen den Teilnehmern und den Referenten. Sie sollen die Wirksamkeit des Programms und den langfristigen Einfluss auf die Eltern des Kindes erhöhen. Und diese Art Präventivmaßnahmen, bei denen es um das Kind geht, könnten sogar die Symptome der Essstörung bei dem betroffenen Elternteil bessern, auch wenn sie nicht das Niveau einer Einzelbehandlung erreichen.[9] Soweit ich weiß, gibt es zum Zeitpunkt der Niederschrift dieser Zeilen sehr wenige universelle Präventivmaßnahmen für Kinder und ihre Eltern (zum Beispiel in Schulen).[10] Dabei weiß man inzwischen, wie wichtig die schützende Rolle der Eltern im Fall einer Essstörung ihres Kindes ist. Kurz, die Prävention sollte nicht allein aufseiten des Kindes erfolgen, wie es allzu häufig der Fall ist. Eine gesunde Beziehung zum Körper und zur Nahrung ist etwas, das über lange Zeit aufgebaut wird. Dazu bedarf es der aktiven Beteiligung eines ganzen Dorfes, eines Zuhauses und der Schule.

KAPITEL 1

Aus den Fehlern der Vergangenheit lernen

Das Thema Prävention hat schon früh mein Interesse geweckt. Zu Beginn meiner Doktorarbeit musste ich beim Durchforsten der Suchmaschinen enttäuscht feststellen, dass zu diesem Zeitpunkt kein einziges Programm wirklich funktionierte. Schlimmer noch, bei mehreren dieser Präventivprogramme war von einem iatrogenen Effekt die Rede, das heißt, dass es infolge von Präventivmaßnahmen mehr Fälle gab als vorher, wenn man den Jugendlichen erklärte, was mit Essstörungen gemeint ist und warum man auf keinen Fall auf die damit verbundenen kompensatorischen Methoden zurückgreifen sollte (Diäten, Erbrechen, Abführmittel etc.)! Statt sie davon abzubringen, brachte die Präsentation dieser kompensatorischen Methoden die bereits gefährdeten Jugendlichen nur auf Ideen, die den Beginn der Erkrankung beschleunigten.

Wie ist dieser traurige Befund zu erklären? Eine Hypothese besagt, dass Kinder im Schulalter sich einfach in einem Entwicklungsstadium befinden, welches es ihnen nicht erlaubt, das Ausmaß der Gefahren hinter ihrem Handeln zu begreifen. Allgemein gesprochen sind sie kaum empfänglich für die langfristigen Konsequenzen ihres Handelns (zum Beispiel die gesundheitlichen Probleme im Zusammenhang mit den Methoden der Kompensation). Viel empfänglicher sind sie dagegen für den kurzfristigen Nutzen, den sie daraus ziehen können (zum Beispiel die Möglichkeit, ihr Erscheinungsbild zu verbessern). Jugendliche wiederum sind in der Pubertät einem wahren Hormoncocktail ausgesetzt. Sie sind viel eher damit beschäftigt, von Gleichaltrigen akzeptiert zu werden, und neigen zu Experimenten, bei denen sie ihre Grenzen austesten. Eine andere Methode musste her, um die Botschaft zu übermitteln ...

Seit den ersten Präventivprogrammen in Schulen ist viel Zeit vergangen. Neue Ansätze zur Prävention haben das Licht der Welt erblickt und sich als wirksam erwiesen.

Eine Übersicht über die Fachliteratur[11] hat die Ergebnisse aus 112 wissenschaftlichen Artikeln zusammengetragen, welche die Präventivmaßnahmen gegen Essstörungen bewerten, die zwischen 2009 und 2015 stattgefunden haben. Die Autoren dieser Rezension haben bemerkt, dass die meisten präventiven Studien auf Jugendliche und junge Mädchen abzielten, bei denen das Risiko sehr hoch war, eine Essstörung zu entwickeln. Die verschiedenen Präventivmaßnahmen zeigten bis zu drei Jahre nach Beendigung der Programme eine leichte bis mittlere Wirksamkeit, um die Risikofaktoren in Zusammenhang mit Essstörungen zu reduzieren. Alles in allem waren die Ergebnisse positiv ... aber nicht umwerfend.

Immerhin konnte man erkennen, dass die wirksamsten Maßnahmen zur Verringerung der Symptome von Essstörungen, der Sorge um das Gewicht und um das Körperbild bei Jugendlichen sowie der Rückgriff auf Diäten zur Gewichtsreduktion auf folgenden Strategien beruhen:
* Eine bessere Medienerziehung (um eine kritische Haltung gegenüber den präsentierten Inhalten zu erlangen)
* Die kognitive Dissoziation (Widersprüche zwischen den Gedanken oder Überzeugungen einer Person werden herausgestellt)

* Kognitive Verhaltensmaßnahmen (die Neuausrichtung von Gedanken und Verhaltensweisen)
* Maßnahmen, die auf ein gesundes Gewicht abzielen (Normalgewicht, bei dem der Körper sein Potenzial voll ausschöpfen kann)

Eine ältere Rezension[12] kam zu dem Schluss, dass die wirksamsten Programme die interaktiven seien (bei denen die Teilnehmer miteinander sprechen), die über mehrere Sitzungen laufen, für Menschen mit hohem Risikofaktor bestimmt sind (bei Mädchen über 15) und von Fachleuten abgehalten werden.

Präventivprogramme, die im schulischen Umfeld schwer umzusetzen sind

Ein groß angelegtes Programm[13], das kürzlich in Deutschland durchgeführt wurde, hat eine gewisse Wirksamkeit bei älteren Schülern (17 Jahre) gezeigt. Allerdings fiel den Forschern auch auf, dass die Schulen schwer von den Programmen zu überzeugen waren. Und auch die Durchführung bis zum Ende fiel ihnen schwer, nachdem sie die Programme einmal akzeptiert hatten. Ein vergleichbares Programm wurde in England abgehalten. Hier sollte der Unzufriedenheit junger Mädchen im Hinblick auf ihr Körperbild[14] entgegengewirkt werden. Man kam zwar zu dem Schluss, dass die Maßnahmen wirksam waren, doch die Ergebnisse schwankten von Schule zu Schule stark, und die für diese

Weiterbildung verantwortlichen Lehrer hätten besser geschult werden müssen, um die Inhalte getreu vermitteln zu können.

Alles in allem handelt es sich um Programme, die in einem Schulsystem schwer umzusetzen sind, in dem das Personal und die Lehrkräfte ohnehin überfordert sind. Wir haben es also mit einem alarmierenden Befund zu tun: Gegenwärtig werden wenig Geld und Zeit bereitgestellt, um allen Schulen geeignete Präventivprogramme zur Verfügung zu stellen. Was also tun?

Zwei große Herausforderungen

1. Diesem Thema in der Gesellschaft wirklich Vorrang geben!
Obwohl Essstörungen zu einer erhöhten Sterblichkeit und mehr Suiziden führen und die Behandlungskosten für diese Art psychischer Erkrankungen enorm sind, übersteigt die Finanzierung durch die Regierung Kanadas im Jahr im Durchschnitt nicht 2,41 $ für jeden Betroffenen. Zum Vergleich: Für jeden von Autismus Betroffenen werden im gleichen Zeitraum 462,14 $ ausgegeben, und für jeden an Schizophrenie Erkrankten sind es immer noch 103,31 $.[15] In Australien und den USA fällt diese Unterfinanzierung angeblich noch gravierender aus. Es ist schwer, von unseren Kindern eine dauerhafte Veränderung zu erwarten, wenn unsere eigenen Werte, unsere Schulen und obendrein unsere Regierungen es nicht schaffen, das Problem zu bewältigen, und wir uns auch als Gesellschaft

KAPITEL 1

nicht aufraffen, den sozialen Druck, der vom Schlankheitsideal ausgeht, abzuschütteln. Diäten zur Gewichtsreduktion sind nach wie vor in Mode, und exzessives Training ist sozial hoch angesehen. Wenn uns die Gefahren, die von Essstörungen bei jungen Menschen ausgehen, wirklich bewusst sind, ist es da nicht widersprüchlich, ihnen weiter kollektiv vorzuleben, welch hohen Wert das Schlanksein und die damit verbundenen gefährlichen Methoden haben?

2. Es schaffen, die vielbeschäftigten Eltern zu erreichen!
Mehrere Studien thematisieren die Schwierigkeiten in Bezug auf das Engagement der Eltern bei den Präventivprogrammen im schulischen Umfeld. Das Leben der Eltern rast mit Lichtgeschwindigkeit, weshalb es durchaus verständlich ist, dass ein zusätzliches Engagement bei einem Präventivprogramm den übervollen Zeitplan vieler Eltern einfach sprengt. Die Möglichkeit, aus der Distanz auf Vorbeugemaßnahmen zuzugreifen, sei es mithilfe eines Buches, eines Videos oder einer Internetseite, eröffnet deshalb viel mehr und potenziell viel wirksamere Möglichkeiten, tätig zu werden. Auch das umfassendste Programm zur Vorbeugung bringt ja nichts, wenn es keinem Elternteil gelingt, da zu sein, um daraus einen Nutzen zu ziehen!

Diese Erkenntnisse haben mich zusätzlich ermutigt, dieses Buch zu schreiben, um vielbeschäftigten Eltern und Erwachsenen, die im schulischen und außerschulischen Sektor tätig sind, einen Ratgeber an die Hand zu geben, der leicht verständlich ist. Sie können damit an der Wahrnehmung des Körperbildes und den damit verbundenen Überzeugungen arbeiten und so unser aller Beziehung zu Ernährung und Gewicht überdenken. Das Vorgehen ist flexibel gestaltbar und richtet sich nach den Bedürfnissen des Einzelnen.

Vorbeugen und sofortiges Einschreiten bei den ersten Anzeichen einer Veränderung der Essgewohnheiten oder des Körperbildes sind immer noch die besten Mittel, um diese Problematik im Leben einer Familie nicht übermächtig werden zu lassen!

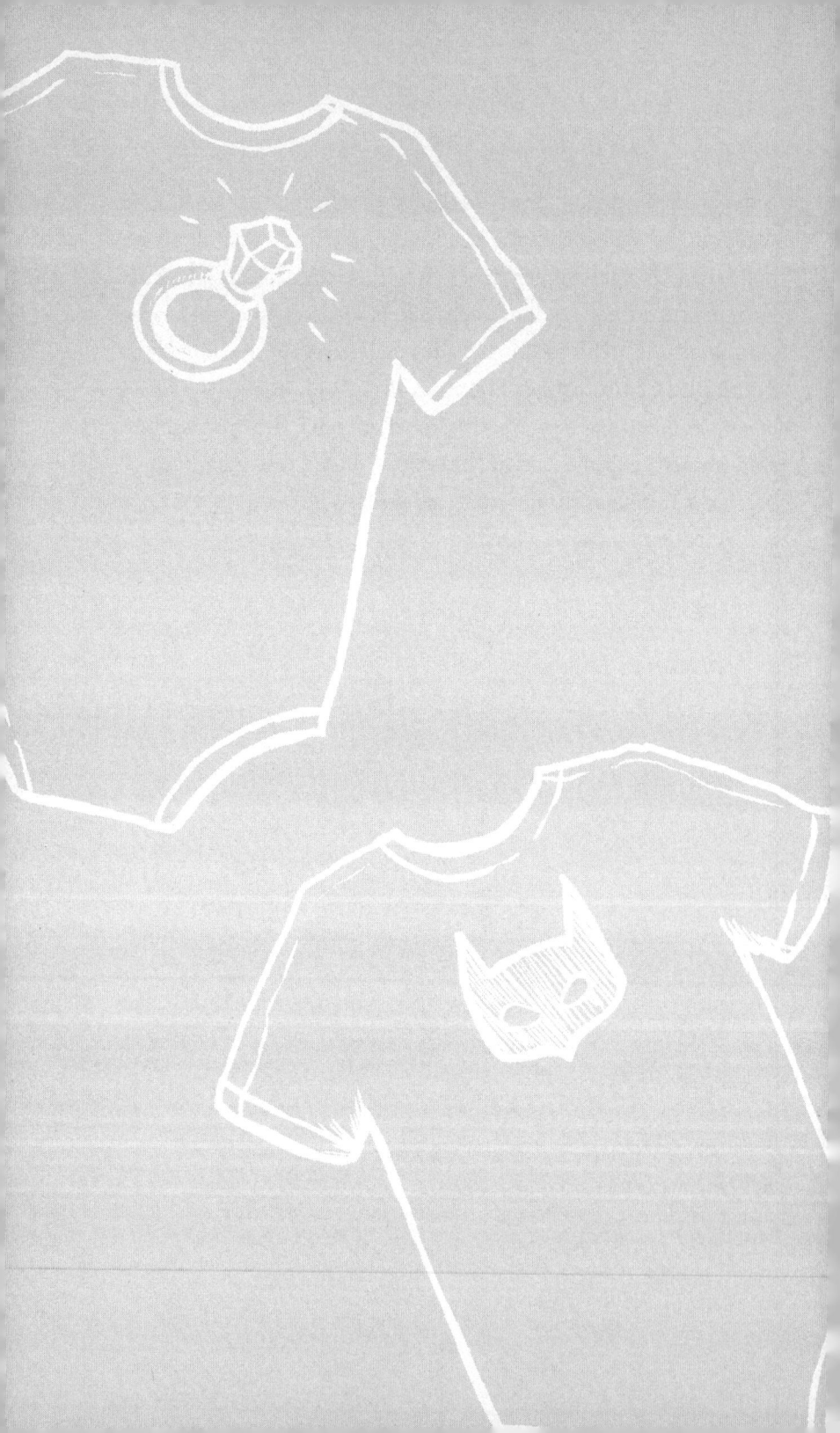

Kapitel 2

Prinzessin und Superheld:
Geschlechterklischees
bei kleinen Kindern

Standen Sie bereits einmal vor dem Kleiderschrank Ihrer Tochter, völlig perplex angesichts dieses Ozeans aus rosa Anziehsachen? Oder ist Ihnen beim Aussortieren der Spielsachen Ihres Sohnes verblüfft aufgefallen, dass er nur Laster und Superheldenfiguren besitzt?

Geschlechterklischees sind so tief in unseren Bräuchen, unserer Denkweise, unserer Einstellung und unseren Kaufentscheidungen verankert, dass wir dazu neigen, sie zu vergessen oder nicht zu ermessen, welchen Einfluss sie auf unseren Erziehungsstil haben. Als Gesellschaft müssen wir jetzt unsere stereotypisierten Erwartungen an die Geschlechter überdenken, wenn wir dem Aufkommen von Essstörungen und Problemen vorbeugen wollen, die durch ein negatives Körperbild entstehen. Und das fängt im Kleinkindalter an.

Der Zusammenhang zwischen der Entstehung von Essstörungen und dem Einfluss der Massenmedien ist deutlich herausgestellt worden.[16] Extrem schlanke Models propagieren das einzig gültige Schönheitsideal, und wenn Jugendlichen diese Models immer vorgeführt werden, steigt das Risiko, dass sie mit dem eigenen Körperbild unzufrieden sind.[17] Bei Kindern wäre es, vor allem im Vorschulalter, interessant zu erforschen, welche Darstellungen es sind, die den angeblich »perfekten« Körper würdigen.

KAPITEL 2

Spielsachen ... nicht immer harmlos

Von klein auf verinnerlichen Kinder sowohl die Erwartungen, welche die Gesellschaft an Jungen und Mädchen hat, als auch die Bedeutung, dem Körperbild zu entsprechen, das vom Umfeld favorisiert wird. Diese Erwartungen werden unter anderem durch die Spielsachen vermittelt, mit denen wir unsere Kinder spielen lassen.

Im Rahmen einer englischen Studie[18] wurden 162 Mädchen im Alter von fünf bis acht Jahren einige Minuten lang mit dem Bild einer Barbie® konfrontiert, und zwar im Rahmen einer Geschichte, in der sie Kleider einkaufen geht. Nach dieser Konfrontation hatten die Mädchen eine negativere Wahrnehmung ihres Körpers und wollten schlanker sein. Bei den Jüngsten der Gruppe, den Fünf- bis Sechsjährigen, führte die Konfrontation mit dem Bild der Barbie® dazu, einen schlankeren Körper zu idealisieren, was zu einem negativen Einfluss auf das Körperbild führen könnte. Dieses Phänomen wurde nicht bei der Gruppe Mädchen beobachtet, welche die gleiche Geschichte hörten, aber mit einer rundlicheren Puppe (der Puppe Emme), und auch nicht bei der Kontrollgruppe, der ein neutrales Bild gezeigt wurde.

Es ist leicht zu verstehen, warum die Barbie®-Puppe diesen Effekt auf junge Mädchen hat. Würde man ihre Maße auf einen echten Menschen übertragen, wäre dieser ungefähr 175 Zentimeter groß und 50 Kilogramm schwer. Das entspricht einem BMI von 16,2. Zur Orientierung sei gesagt, dass bei einer Person die Diagnose

Magersucht gestellt werden kann, wenn der BMI 17,5 beträgt, und wenn die anderen Diagnosekriterien ebenfalls erfüllt sind.

Eine andere Studie[19] mit fünf- bis siebenjährigen Mädchen weißer Hautfarbe in Pennsylvania in den Vereinigten Staaten hat einen Zusammenhang zwischen dem Gewicht und dem Selbstbild aufgezeigt. Das Selbstbild ist global und umschließt sowohl die Selbstachtung als auch die Zufriedenheit mit dem Aussehen und den verschiedenen Aspekten des Selbst (den körperlichen, sozialen und geistigen Aspekt). Nun hat sich herausgestellt, dass übergewichtige Mädchen ein negativeres Selbstbild hatten. Diese Studie erinnert uns daran, wie schwer es für ein Kind ist, übergewichtig zu sein und trotzdem eine positive Sicht auf sich zu haben.

Um körperliche Unterschiede aufzuzeigen, wurde in den USA und dann auch in Kanada die Gliederpuppe Lammily® auf den

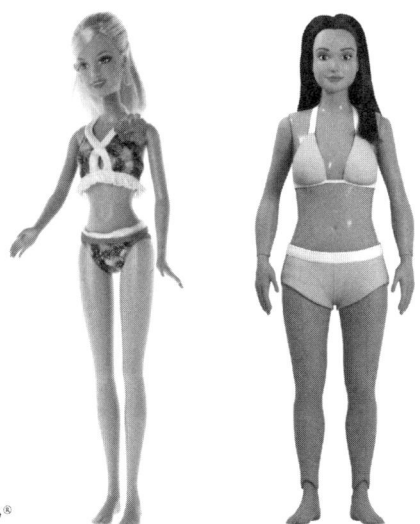

Barbie® und Lammily®

KAPITEL 2

Markt gebracht. Dieses Modell hat realistischere Körperformen. Lammily® wurde nach den typischen Körperformen einer jungen, weißhäutigen Frau von 19 Jahren entworfen. Diese Puppe entspricht zwar nicht dem Durchschnitt der erwachsenen Frauen, ist aber immerhin eine erste Veränderung!

Allgemein wird immer noch davon ausgegangen, Jungen seien nicht anfällig für den sozialen Druck in Bezug auf das körperliche Erscheinungsbild. Dabei hat eine US-amerikanische Studie[20] mit 287 überwiegend weißhäutigen Jungen von elf bis 15 Jahren die verschiedenen Elemente aufgezeigt, die den Wunsch nach einem muskulären Körper beeinflussen. Die in den Medien verbreiteten Bilder von Männlichkeit wurden als entscheidende Elemente identifiziert, um das Körperbild der Jungen beeinflussen zu können. Das bedeutet, dass nicht die Jungen das größte Risiko haben, die kleiner als der Altersdurchschnitt sind, sondern vielmehr die, welche typisch männlichen Körpermerkmalen und dem sozialen Vergleich den Vorrang geben oder die von den Medien beeinflusst werden. Folglich würden Jungen dem Risiko ausgesetzt, unzufrieden mit dem eigenen Körper zu sein, wenn man sie den Darstellungen muskulöser Männerkörper in den Medien und anderen vergleichbaren Bildern aussetzt.

Damit sind auch Jungen nicht sicher vor unrealistischen Darstellungen erwachsener Männerkörper. Auch für sie beginnt die Gefahr früh mit typisch männlichen Spielfiguren wie Superhelden. Diese Idole wurden im Laufe der Zeit mit immer mehr Muskeln ausgestattet,[21] und das könnte auch auf Jungen Druck hinsichtlich der idealen Körpermaße ausüben.

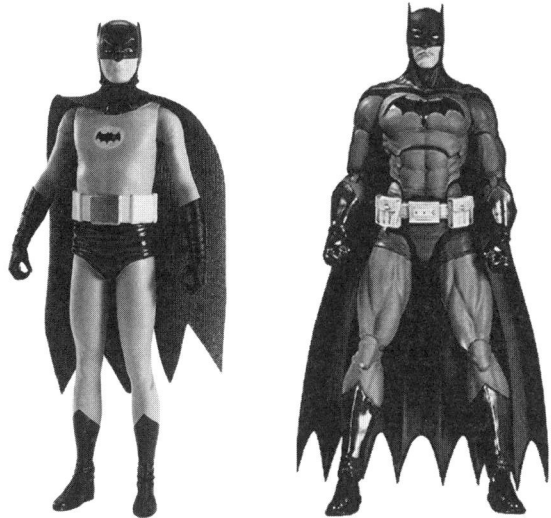

Klassischer Batman® und aktueller Batman®

Neben den Körperformen sollte man bei Puppen und Spielfiguren auch auf die Tätigkeiten achtgeben, zu denen mit einem stereotypen Spielzeug ermuntert wird.

Was macht man mit einer Barbie® oder einer Puppe, die als Prinzessin gekleidet ist? Man zieht sie an, bürstet ihnen die Haare, schmückt sie. Was macht man mit einer Superheldenfigur? Man lässt sie ein Abenteuer erleben, springen, fliegen, gegen die Bösen kämpfen! Was wird einem Mädchen also nahegelegt, wenn man ihm eine Puppe schenkt? Der Körper eines Mädchens dient dazu, dekoriert zu werden. Legt man den Schwerpunkt darauf, was wir mit unserem Körper machen können, wie laufen oder klettern, hat man bereits einen Schritt getan, um sich aus der Falle der stereotypischen Körperbilder zu befreien.

Ein Phänomen, das alle Kulturen durchzieht

Stereotype in Bezug auf die Rolle des Mannes und der Frau bestehen nach wie vor in den meisten Kulturen dieser Welt. Sie spiegeln die Werte einer jeden Gesellschaft wider. Jede Kultur entwickelt sich in ihrem eigenen Rhythmus, weshalb in manchen Ländern Männer immer noch sehr schief angesehen werden, wenn sie sich beispielsweise in der Öffentlichkeit um ein Baby kümmern. In anderen Ländern sind die Unterschiede zwischen Männern und Frauen eher auf beruflicher Ebene spürbar. Verschiedene Länder mit konservativen Gesellschaften können auch die Botschaft aussenden, dass der Platz der Frau immer noch im Haus sei[22], bei den Kindern und in der Küche. Diese Rollenbilder werden den Kindern schnell übermittelt und haben Einfluss auf Selbstachtung und Körperbild. Einer Studie aus den Neunzigerjahren zufolge, die in 30 Ländern durchgeführt wurde[23], werden die verschiedenen Geschlechter weltweit mit folgenden Adjektiven in Verbindung gebracht:

FRAUEN
sentimental
unterwürfig
abergläubisch

MÄNNER
stark, dominant,
energisch, unabhängig
abenteuerlustig

Global gesehen gelten Männer als kräftig und Frauen als schwach.

Leider war Spielzeug noch nie so stereotyp wie heute. Mir fehlen die Worte, wenn ich Kaufhäuser betrete, in denen Spielzeug nach Geschlecht getrennt verkauft wird. In den Siebzigerjahren war das mit dem Erstarken des Feminismus nicht der Fall.

Dieses Auseinanderdriften der Geschlechter lenkt die Erwachsenen zu den »richtigen« Spielsachen. Bei den für Mädchen bestimmten Dingen handelt es sich leider vorrangig um Beauty-Accessoires, Kinderküchen, Puppenwagen und Haushaltsartikel (das geht bis zum Miniaturstaubsauger in Rosa!). Wir sind weit entfernt von den Baukästen, die man in der Abteilung »Spielzeug für Jungen« findet. Sie können die Feinmotorik und den räumlichen Orientierungssinn fördern. Sogar Legosteine in Rosa, die für Mädchen bestimmt sind, zielen eher auf Rollenspiele ab, als aufs Bauen. Rollenspiele dienen durch die Gespräche, die Kinder dabei den dargestellten Persönlichkeiten in den Mund legen, hauptsächlich der sprachlichen Entwicklung.[24]

Das Gleiche gilt für Puppen. Vor fünfzig Jahren stellten sie hauptsächlich Mütter in traditionellen Rollen dar. Inzwischen handelt es sich meist um Prinzessinnen. Dieser Spielzeugtyp unterstützt Mädchen weder dabei, nicht traditionelle Berufe in Betracht zu ziehen, noch, sich in ihren künftigen Rollen als gleichberechtigt neben den Männern zu sehen.

Eine neuere Studie[25] zeigt, wie stark das angebotene Spielzeug die Berufswahl von Mädchen beeinflusst. Eine Gruppe von vier- bis siebenjährigen Mädchen wurde gebeten, fünf Minuten mit einer Kartoffelkopf-Puppe zu spielen (»Mr. Potato Head«), eine andere

KAPITEL 2

Gruppe Gleichaltriger bekam dagegen eine Barbie®. Anschließend wurden den beiden Gruppen Fotos zehn verschiedener Berufe gezeigt. Die Mädchen wurden gefragt, welche dieser Berufe ihnen in Zukunft offenstünden und welche den Jungen. Die Gruppe der Mädchen, die mit der Barbie®-Puppe gespielt hatten, erklärte, dass die Jungen mehr Berufe als sie ausüben könnten, vor allem diejenigen, die traditionell den Männern vorbehalten waren. Die Mädchen dagegen, die mit »Mr. Potato Head« gespielt hatten, konnten sich genauso viele Berufe wie Jungen vorstellen, auch wenn es sich nicht um traditionell weibliche Berufe handelte. Diese Entdeckung sagt viel aus über die Rolle des Spielzeugs bei der Objektivierung der Frauen und seines Einflusses auf die beruflichen Ambitionen der Mädchen. Barbie® bringt Mädchen leider nicht bei, dass ihnen in der Zukunft alles offensteht!

Was tun?

Ein Kind wird in der Regel immer danach trachten, seinen Eltern und seinen Spielkameraden zu gefallen. Daher wird Ihr Kind sich für die Spielsachen interessieren, die Sie ihm zur Verfügung stellen und mit denen seine älteren Geschwister spielen. Sie sind ein Modell für das Kind.

Einige Beispiele für nicht klischeebehaftete Spielsachen:
- ✷ Bauklötze in neutralen Farben
- ✷ Kuscheltiere in neutralen Farben
- ✷ Bälle in neutralen Farben

* Transportmittel in neutralen Farben
* Knete, Buntstifte, Farben
* Dinosaurier oder Tierfiguren
* Gesellschaftsspiele und Wissensspiele etc.

Manche Eltern erklärten mir nach reiflicher Überlegung, dass sie befürchteten, ihr Kind entwickle homosexuelle Neigungen, wenn sich beispielsweise der kleine Junge als Prinzessin verkleide oder das kleine Mädchen mit Werkzeug spiele. Seit mehr als dreißig Jahren haben zahlreiche Studien[26, 27, 28] gezeigt, dass biologische und genetische Faktoren eine entscheidende Rolle bei der Entwicklung der sexuellen Orientierung eines Menschen spielen. Bis heute hat meines Wissens keine Studie gezeigt, dass der Kontakt mit untypischem Spielzeug Grund dafür wäre, sich zu einem Menschen gleichen Geschlechts hingezogen zu fühlen.

Es versteht sich, dass wir nicht alle Spielsachen kontrollieren können, mit denen unser Kind in Kontakt kommt. In der Kindertagesstätte oder anlässlich von Besuchen bei Freunden und Familie wird es nicht immer möglich sein, den Kurs zu ändern. Allerdings können wir als Eltern unserem Kind das Spielzeug erklären, das wir ihm zur Verfügung stellen, und dadurch seine Wirkung schwächen. Ich rate Ihnen, mit Ihrem Kind zu sprechen, um seinen kritischen Blick auf Figuren zu schulen, die einen unrealistischen Körper haben.

Praxistipp

Schulen Sie den Blick Ihres Kindes auf die Modelle von Körperbildern, die ihm präsentiert werden, indem Sie folgende Fragen zu Hilfe nehmen:

★

»Kennst du in unserer Familie jemanden, der einen Körper wie diese Puppe/Figur hat? Warum, deiner Meinung nach?«

★

»Welche Opfer muss jemand wohl erbringen, damit sein Körper so aussieht? Glaubst du, dass dann im Leben noch viel Zeit zum Spielen ist?«

★

»Brauchen die Menschen, die du am meisten liebst, wie Oma oder Papa, einen perfekten Körper, damit du sie lieb hast?«

Abenteuer- oder Liebesgeschichten?

Ist Ihnen schon aufgefallen, was die meisten Disney-Klassiker gemein haben? Ein junger Mann rettet ein junges Mädchen, sie verlieben sich, und so finden sie ihr Glück! Diese Art Geschichte zeigt ein Modell, bei dem die Frau unfähig ist, sich zu schützen, und bei dem es nur einen Weg gibt, um glücklich zu werden. Das Glück findet man an der Seite eines Mannes (da eine sexuelle Orientierung, die von der Heterosexualität abweicht, nicht zu existieren scheint). Diesen Mann heiratet man mit dem Ziel, viele Kinder zu kriegen. Außerdem wird die Erziehung der Heldin selten erwähnt. Dabei wäre es eine gute Gelegenheit, jungen Mädchen verschiedene Quellen zu ihrer Aufwertung anzubieten. Das Beispiel von *Ariel,* der kleinen Meerjungfrau, in die sich der Prinz verliebt, obwohl sie keine Stimme hat, ist ziemlich schockierend. Und vergessen wir *Schneewittchen* nicht, die vom Prinzen geküsst wird, während sie ohnmächtig ist!

 Medien und sozialer Druck

Experten haben zwei Faktoren identifiziert, um sich im Kindesalter vor Unzufriedenheit im Zusammenhang mit dem Körperbild zu schützen:

KAPITEL 2

> 1. Die Fertigkeit, sozialem Druck zu widerstehen[29]
> 2. Die Ablehnung der Medien, die ein Körperbild vermitteln, das dünn und sexualisiert ist[30]
>
> Sie müssen also Ihrem Kind dabei helfen, den Medien gegenüber eine kritische Einstellung zu entwickeln, aber auch gegenüber Aussagen und Einstellungen von Menschen in seinem Umfeld. Wir sollten auch hier als Vorbild dienen und uns daran erinnern, dass die Familie immer die erste soziale Erfahrung eines Kindes ist. Sie ist der erste Filter, durch den es auf die Welt blickt.
>
>

Es kann schwierig für einen Jungen sein, sich auf ein Beziehungsmodell einzulassen, bei dem erwartet wird, dass der Mann sich um die Frau kümmert oder sie sogar »rettet«. Was für ein Druck! Einen einzigen Weg zu Erfolg und Glück vorzuschreiben hieße suggerieren, man sei zwangsläufig abnorm, wenn man sich in diesem Ideal nicht wiederfindet. Das ist sicher nicht die Botschaft, die man seinen Kindern übermitteln will. Deshalb ist es so wichtig, Geschichten zu erzählen, in denen die Rollen gleich verteilt sind.

Eine Doktorarbeit,[31] die vor einiger Zeit in Texas veröffentlicht wurde, wertet den Einfluss von Disney-Filmen auf das Körperbild von zwei- bis fünfjährigen Mädchen aus. Die Forscher haben die Mädchen im Vorschulalter in zwei Gruppen aufgeteilt. Die eine Gruppe sah sich einen Disney-Film mit Frau als Heldin an, die andere einen Disney-Film, in dem nur Tiere vorkommen. Getreu der

Ausgangshypothese berichteten die Mädchen, die den Film mit einer Frau als Heldin gesehen hatten, mithilfe von Fragebögen von einer größeren Unzufriedenheit mit ihrem Körperbild, verglichen mit den Mädchen der anderen Gruppe. Diese Studie erlaubt den Schluss, dass gewisse Medien einen Risikofaktor für die Entwicklung eines unbefriedigenden Körperbildes bei jungen Mädchen darstellen können.

Seit einigen Jahren scheint man bei Disney einen Neuanfang zu versuchen mit Filmen wie *Merida – Legende der Highlands* (2012) oder *Die Schneekönigin* (2013). Es sind Filme, in denen das Schicksal der weiblichen Figuren nicht um einen Mann kreist. Doch auch hier haben die Heldinnen immer noch einen überschlanken Körper. In *Vaiana – Das Paradies hat einen Haken* (2016) ist das Körperbild realistischer, die Heldin ist nicht weißhäutig, und die Geschichte handelt von einer inneren Suche, ohne Prinz! Das ist eine erfreuliche globale Neuerung. Es steht zu hoffen, dass die Entwicklung fortgesetzt wird, hin zu einer vielschichtigeren Darstellung der sexuellen Orientierung und der Geschlechteridentitäten.

> **Praxistipp**
>
> Kennen Sie den Bechdel-Test? Es handelt sich dabei um einen kurzen Fragenkatalog, den Alison Bechdel[32] in ihrem Comicstrip *Dykes to Watch Out For* entwickelt hat. Er wurde für zahlreiche Studien herangezogen, um die Gleichstellung der Geschlechter

KAPITEL 2

zu beurteilen. Hier eine interessante Abwandlung zum Hausgebrauch.

AUFGABE

Stellen Sie sich vor das Bücherregal Ihres Kindes, und machen Sie folgenden Test mit jedem Buch. Wenn das Werk nicht den drei verlangten Kriterien entspricht, ist es durchgefallen.

DER BECHDEL-TEST

1. Gibt es in dem Buch zwei oder mehr weibliche Figuren?
2. Unterhalten sich die beiden?
3. Geht es in dem Gespräch um etwas anderes als um Männer?

Es ist verstörend, wie wenige Bücher diesen drei Kriterien gerecht werden! Und warum sollte man diese Übung spaßeshalber nicht auch mit Filmen machen?

Das Leben in Rosa und Blau

Viele Eltern suchen die Kleidung für ihre Kinder mehr oder weniger automatisch aus. Ohne es zu hinterfragen, kaufen sie rosa Kleider mit Schleifen für ihre Tochter und bequeme Kleidung mit Superheldenfiguren darauf für ihren Sohn. Dabei galt Rosa in der Vergangenheit nicht immer als Mädchenfarbe. Die Historikerin Jo B. Paoletti von der Universität Maryland verweist in ihrem Buch *Pink and Blue: Telling the Girls from the Boys in America* darauf, dass bis etwa 1940 alle Kinder bis zum Alter von sechs Jahren neutrale weiße Kleidung trugen. Sie erwähnt auch, dass Mädchen in den Siebzigerjahren des 20. Jahrhunderts sehr männlich gekleidet waren, was für die Emanzipation der Frau und die Freiheit stand. 1985 dagegen, berichtet die Autorin, ist die neutrale Kleidung nach Aufkommen der Ultraschalluntersuchung vollständig verschwunden. Dank Ultraschall kann man das Geschlecht des Kindes im Voraus erfahren und das Zimmer in Abhängigkeit vom Geschlecht dekorieren. Das hat den Herstellern ganz neue, einträgliche Märkte eröffnet. Von der Gestaltung des Kinderzimmers über die Windeln bis hin zur Kleidung – das am meisten typisierte Produkt ist am wenigsten wiederverwendbar, und das treibt die Verkaufszahlen in die Höhe.

Einmal abgesehen von der Farbe der Kleidung ... Ist Ihnen schon aufgefallen, wie sehr die Schnitte für Jungen und Mädchen voneinander abweichen? Der Unterschied ist frappierend, wie man an den Entwürfen der amerikanischen Kleidermarke *Girls Will Be* sehen kann.

KAPITEL 2

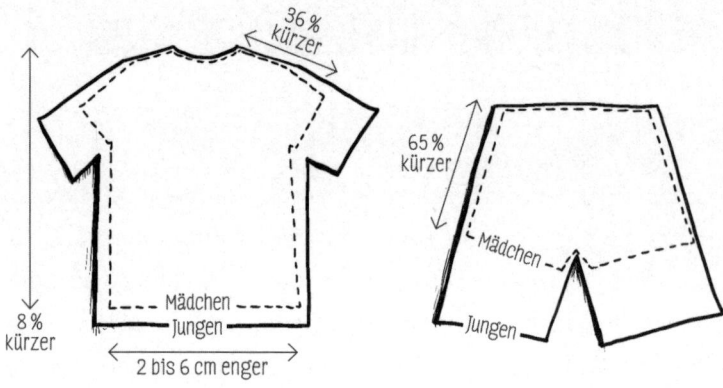

Eine Studie, die der Frage nachgeht, was den Bewegungsdrang von drei- bis sechsjährigen Kindern in den Vereinigten Staaten einschränkt, kommt zu eher überraschenden Ergebnissen. Nach der Auswertung von 34 Kindertagesstätten erkennen die Forscher, dass unpassende Kleidung einer der Hauptgründe für eingeschränkte Bewegung ist (zum Beispiel das Tragen von Kleidern, Schmuck, Sandalen, zu engen Sachen etc. bei Mädchen). Damit wären die Kinder schon im Vorschulalter nur eingeschränkt in der Lage, Sport zu machen und gesunde Lebensformen zu entwickeln, und das aufgrund von Kleidung, die ihre Bewegungsfreiheit und ihr Wohlbefinden einschränkt. Diese Studie wirft ernste Fragen auf.

Es ist in der Tat wichtig, die häufig engere und kürzere Kleidung für Mädchen zu hinterfragen. Das Ziel ist sicher nicht, sie bequemer zu machen. Was also verbirgt sich hinter dieser Tendenz? Möchte man dadurch mehr Haut zeigen oder die Taille und die Figur der Mädchen hervorheben? Die Sexualisierung der Mädchen beginnt sehr früh und auf fast schon hintersinnige Art und Weise, und die Botschaft, die diese Kleidung übermittelt, ist besorgniserregend.

Die Sexualisierung von Mädchen im Kleinkindalter: ein bedenkliches Phänomen

Mädchen können bereits sehr früh im Leben die Botschaften der Medien in Bezug auf die Sexualisierung ihres Körpers verinnerlichen. Der American Psychological Association (APA)[33] zufolge spricht man von Sexualisierung, wenn:

1. der Wert einer Person allein von ihrem sexuellen Reiz oder Verhalten kommt und andere Charakteristika ausschließt,
2. eine Person an einer Norm gemessen wird, bei der körperliche (und genau definierte) Attraktivität gleichbedeutend mit sexy ist,
3. eine Person benutzt wird – also zum Objekt für den sexuellen Gebrauch durch andere wird, statt als jemand wahrgenommen zu werden, der fähig ist, unabhängig zu entscheiden und zu handeln, und/oder
4. die Sexualität jemandem in unangemessener Weise aufgezwungen wird.

Eine Studie[34], die vor Kurzem in Australien erstellt wurde, hat den Einfluss sexualisierter Medien (die sich ausdrücklich an Jungen und Mädchen richten) bei 300 Mädchen von sechs bis neun Jahren bewertet. Sie mussten angeben, welche von 18 Fernsehsendungen sie wie häufig schauten und wie oft sie in 14 Zeitschriften für ihre Altersgruppe lasen. Wie intensiv sie sexualisierten Medien ausgesetzt waren, wurde anschlie-

KAPITEL 2

ßend berechnet, indem die Punktzahl, mit der die Forscher jedes Medium belegt hatten, mit der Nutzungshäufigkeit jeder Teilnehmerin multipliziert wurde. Beispiele für Medien mit einem hohen Sexualisierungsgrad waren in der Studie *Barbie Magazine, Cosmo, Dance Academy, Disney Girl, Big Brother* etc. Anschließend zeigte man den Teilnehmerinnen der Studie sechs Bilder desselben Mädchens, das jedes Mal anders gekleidet war, wobei die Kleidung immer aufreizender und knapper wurde. Die Teilnehmerinnen mussten danach ihre eigenen Kleidungsvorlieben angeben und sagen, wie sie die Vorlieben ihrer Freundinnen und der Jungen fanden. Zum Abschluss wurden verschiedene Fragebögen eingesetzt, um die Beziehung zu ihrem Körperbild zu bewerten. Die Ergebnisse zeigen einen Zusammenhang: Je stärker die Mädchen sexualisierten Medien ausgesetzt sind, desto eher bevorzugen sie sexualisierte Kleidung und desto negativer ist ihr Körperbild.

Viele Eltern äußern Unbehagen angesichts der Kinderkleidung, welche die Modebranche in den Industrieländern anbietet. *Girls Will Be,* eine Marke für bequeme Mädchenkleidung, initiiert von Eltern, die mit den gängigen Marktstandards unzufrieden waren, ist hier positiv zu bewerten. Es geht nicht darum, sämtliche Kleidungsstücke in Rosa wegzuwerfen, sondern als Konsument Verantwortung zu übernehmen und beim Einkaufen beispielsweise bequeme Sachen zu wählen, die unseren Töchtern ermöglichen, sich frei zu bewegen und ihre Persönlichkeit durch Worte und Taten zum Ausdruck zu bringen, statt nur durch ihr Aussehen und ihre Sexualität.

Werfen wir noch einen Blick auf die Botschaften, die auf Schlafanzügen oder T-Shirts gezeigt werden und oft unverhohlen Rollenklischees vermitteln.

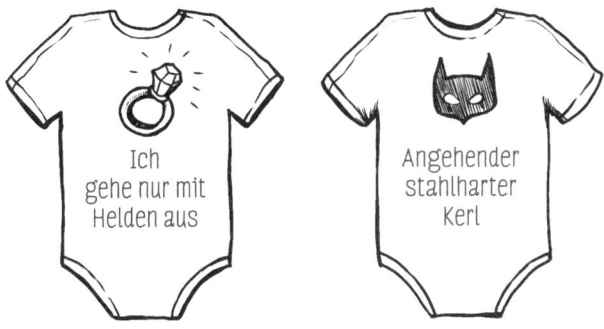

Praxistipp

Hier ein amüsanter Test, um herauszufinden, ob Ihre Erwartungen in Bezug auf Ihr Kind stereotyp sind. Stellen Sie sich einen ganzen Tag, den Sie mit Ihrem Kind verbringen, vor, es gehöre zum anderen Geschlecht (Ihr Kind weiß nichts davon, Sie behalten diesen Test für sich). Gehen Sie zusammen Ihren üblichen Beschäftigungen nach, und versuchen Sie, darauf zu achten, ob sich bestimmte Ihrer Verhaltensweisen ändern:

KAPITEL 2

> Welche Spiele oder Unternehmungen schlagen
> Sie Ihrem Kind vor?
>
> ✳
>
> Wie ziehen Sie es an?
>
> ✳
>
> Haben Sie den Eindruck, Ihrem Kind beim Essen
> eine andere Portion zu servieren?
>
> ✳
>
> Legen Sie während des Tages ein klischeebehaftetes Verhalten an den Tag, versuchen Sie, über mögliche Alternativen nachzudenken. Falls es so ist, machen Sie sich keine Vorwürfe; es handelt sich um einen Reflex, der zum Großteil auf soziale Erfahrungen zurückzuführen ist, die wir permanent erleben.
>
> Obwohl ich genauestens mit der Problematik vertraut bin, habe ich mich selbst dabei ertappt, wie ich während einer Reise in einem Souvenirladen ein Armband für meine Tochter (dekorativ) und ein Jojo für meinen Sohn (nützlich) auswählte! Wichtig ist doch, den Kurs zu ändern ... Was mich betrifft: Ich bin zurückgegangen und habe zwei Jojos gekauft!

Abschließend lässt sich wohl sagen, dass Elternsein nicht leicht ist in einer Epoche, in der Körper häufig als sexuelle Objekte wahrgenommen werden und die Rollen oft noch starr sind, obwohl unsere Gesellschaft sich gern egalitär gibt. Ich weiß nicht, wie oft ich im Einkaufszentrum meine Kinder abgelenkt habe, damit sie die Riesenwerbung nicht sehen, auf der eine fast nackte Frau sich vor einem Wäschegeschäft in lasziver Pose zeigt. Es läuft auf einen immerwährenden Kampf hinaus, wenn man sich die sexuellen Klischees bewusst macht, denen unsere Kinder ausgesetzt sind. Dennoch ist es möglich, diesem sozialen Druck etwas entgegenzusetzen.

Vergessen wir nicht, dass die Erwachsenen, die das direkte Umfeld eines Kindes sind, immer noch eine entscheidende Rolle bei der Entwicklung seiner Werte spielen. Unser kritischer Blick und die Erklärungen, die wir geben können, um sexuelle Stereotype zu entlarven, sind von entscheidender Bedeutung. Und wenn wir unser Kind ermutigen, seinen Körper und die Körper anderer nicht als Objekte wahrzunehmen, dann stärken wir seine Widerstandskraft gegenüber dem Druck und sein Selbstwertgefühl.

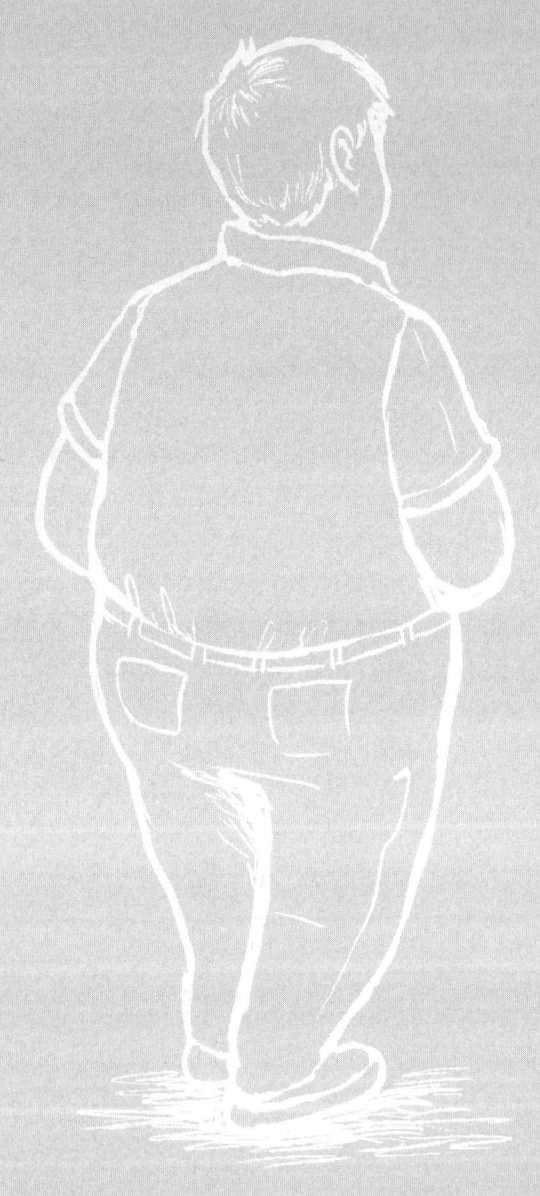

Kapitel 3

Das Körperbild:
Wie definiert man Schönheit?

»Ich möchte abnehmen, Mama. Klappt das mit einer Diät?«

— *Siebenjähriges Mädchen mit normalem Körpergewicht*

»Wann kann ich mir die Haare blond färben, damit ich so aussehe wie Dornröschen, Mama? Ich mag meine braunen Haare nicht.«

— *Vierjähriges Mädchen, das davon träumt, eine Prinzessin zu sein*

»Ich bin der Kleinste in der Fußballmannschaft. Alle lachen mich aus!«

— *Zehnjähriger Junge mit normaler Wachstumskurve*

»Ich ziehe keine Shorts mehr an ... Da sieht man meinen großen Hintern.«

— *14-jährige Jugendliche mit Normalgewicht*

Es ist allgemein bekannt, dass Jugendliche und Erwachsene die Bevölkerungsgruppen darstellen, die am meisten Probleme mit ihrem Körperbild haben. Das sind die beiden Phasen im Leben, in denen Essstörungen am verbreitetsten sind und in denen das eigene Körperbild am ehesten mit dem verglichen wird, was in den Medien zu sehen ist.

Mehrere Studien belegen jedoch, dass auch Kinder, die erst fünf oder sechs Jahre alt sind, gern schlank sein möchten. Auch diese Altersgruppe ist bereits sensibilisiert dafür, was Diäten sind (sie wissen, was eine Diät ist, und betrachten sie in bestimmten Zusammenhängen als eine Option) und was schlechte Ernährungsgewohnheiten sind.[35] In einer Studie[36], welche die Ausbreitung negativer Körperbilder bewertet, berichten die Autoren von Verhaltensweisen bei gerade einmal neun- bis zehnjährigen Kindern, die mit der Bereitschaft zur Gewichtsreduktion und einem negativen Körperbild zusammenhängen. In der Pubertät finden sich dann 15,8 % der Jungen und 32,5 % der Mädchen zu dick ...

Die Tatsachen, dem Ideal der »perfekten« Figur zu huldigen, den Druck zu spüren, dünn oder muskulös – egal, ob dieser durch Familie, Gleichaltrige oder Medien ausgeübt wird – und unzufrieden mit dem eigenen Körperbild zu sein, sind Risikofaktoren für die Entstehung einer Essstörung oder einer Muskeldysmorphie (oder Bigorexie)[37]. Diese Störungen werden in Kapitel 7 genauer beschrieben.

Bei Kindern und Jugendlichen steht die Unzufriedenheit angesichts des eigenen Körperbildes in Zusammenhang mit der Entwicklung von Problemen beim Essen (zum Beispiel Rückgriff auf Diäten

KAPITEL 3

und Nutzung von Nahrung zur Bewältigung der Emotionen), erhöhtem Gewicht, geringerer körperlicher Aktivität, einseitiger Ernährung, schwächerer Selbstachtung, depressiven Symptomen und der Ausbildung krankhafter Essstörungen.[38] Ein schwaches Körperbild kann sich also in einer erhöhten Anfälligkeit für die Ausbildung verschiedener Probleme mit der geistigen Gesundheit äußern. Der Zusammenhang mit dem Körperbild stellt demnach auch einen der entscheidenden Faktoren für den Rückgriff auf die ästhetische Chirurgie dar.[39] Und das trotz der Risiken, die ein invasiver Eingriff dieser Art mit sich bringt.

Erschreckende Zahlen

- 2016 wurden allein in den USA mehr als 229.000 plastische und kosmetische Eingriffe bei Jugendlichen im Alter von 13 bis 19 vorgenommen. Die Zustimmung der Eltern ist bei Minderjährigen für solche Eingriffe Pflicht.[40]
- 92 % der kosmetischen Eingriffe werden bei Frauen durchgeführt, was einem Jahresumsatz von 16,4 Milliarden US-Dollar entspricht.[41]
- Kosmetikunternehmen zielen mit ihrem Marketing mehr und mehr auf Kinder im vorpubertären Alter.[42]
- Für 2016 wurde der mit Kosmetik- und Pflegeprodukten in den USA erzielte Umsatz auf 84 Milliarden US-Dollar geschätzt. (Anm. d. Red.: Der Umsatz in Deutschland für das Jahr 2019 wird laut »de.statista.com« auf knapp 14 Milliarden Euro geschätzt.)

DAS KÖRPERBILD: WIE DEFINIERT MAN SCHÖNHEIT?

Im Kontakt mit meiner Klientel (Jugendliche und Erwachsene) konnte ich feststellen, dass ein schwaches Körperbild zur Nutzung verschiedener kosmetischer Produkte verleiten kann, die nicht nur teuer, sondern manchmal auch schmerzhaft sind. Das reicht von Laserbehandlungen über Epilation und Enthaarung mit Wachs bis zur Mikrodermabrasion und zu Gesichtsbehandlungen.

Bei einer Studie[43] in Neuseeland wurden 111 Mädchen zwischen sechs und zwölf Jahren befragt, um herauszufinden, welche Erwartungen vorpubertäre Mädchen bei der Verwendung von Make-up haben. Die Mädchen mussten ein geschminktes und ein ungeschminktes Kind zeichnen und beschreiben. Die anschließende statistische Auswertung zeigte, dass die gezeichneten Mädchen, die Schminke trugen, als attraktiver, glücklicher und beliebter angesehen wurden im Vergleich zu den ungeschminkten. Bereits in diesem Alter ist ein Festhalten an Rollenklischees feststellbar, denen zufolge die Nutzung von Kosmetika zu körperlicher Schönheit führt, und diese führt dann zum Glück.

KAPITEL 3

Das Schönheitsideal ... Aber welches genau?

Das in einer Gesellschaft vorherrschende Schönheitsideal ist stark von der Epoche und den sozioökonomischen Variablen des Moments abhängig. Hier ein Überblick in Bildern über die Entwicklung des als ideal geltenden Frauenkörpers im Lauf der Zeit:

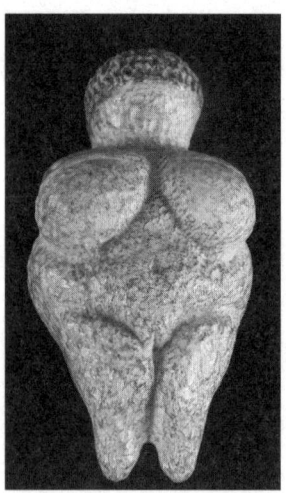

Venus: ein Ideal voller Rundungen

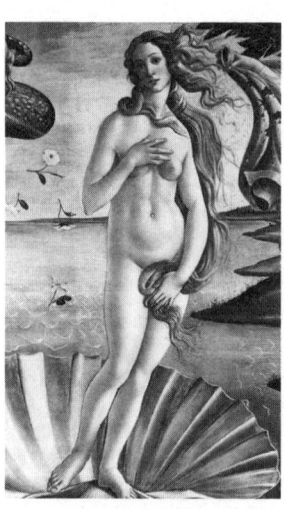

Bis ca. 1800. Venus von Botticelli: einige Kurven und eine hohe, schlanke Silhouette

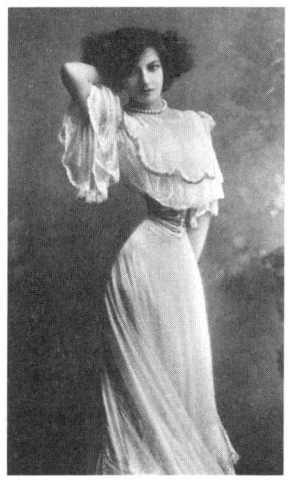

Um 1900. »Polaire« Emélie Marie Bouchaud, ein Gibson Girl, im umstrittenen Korsett, das die Taille einschnürt

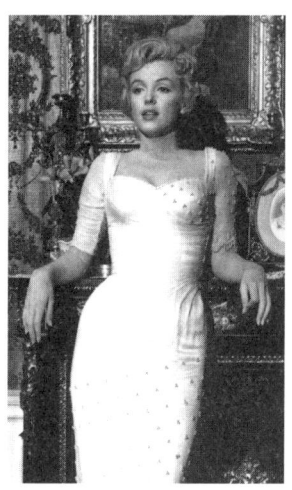

Um 1950. Marylin Monroe mit Normalgewicht und weiblichen Formen

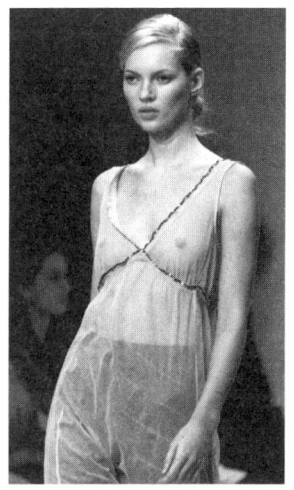

Um 1990. Kate Moss, ausgemergelt und schmal wie ein Grashalm

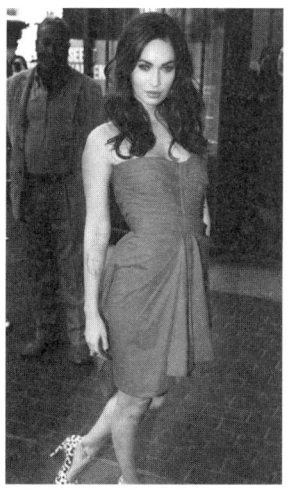

Um 2010. Megan Fox mit Sanduhrfigur, aber schlank

Zu diesem Thema gibt es eine Doktorarbeit[44] aus dem Fachbereich Geschichte, die sich mit dem Körperbild der Frauen beschäftigt, das in den Frauenzeitschriften *Life* und *Cosmopolitan* zwischen 1952 und 1995 dargestellt wurde. Die Autorin kommt zu dem Schluss, dass das Körperbild der Frauen, welches in den Werbeanzeigen im Lauf der Jahre präsentiert wurde, von »mittlerer Figur« zu »mager« wechselte. In ihrer Arbeit vertritt sie die Hypothese, dass diese Veränderung dem Aufkommen der Fitness-Bewegung in den Siebzigerjahren geschuldet sein könnte und sich in den Achtzigerjahren mit dem zunehmenden Einfluss der Ernährungsindustrie fortsetzte. Diese Entwicklung geht Hand in Hand mit der steigenden Zahl übergewichtiger Menschen.

✪ Ein Phänomen, das sich mit der Zeit ändert ... und mit dem Alter

In Bezug auf das Körperbild kann man sich die Dissonanz vorstellen, die ältere Frauen zwischen dem von den Medien propagierten Schönheitsideal und dem eigenen Spiegelbild feststellen: graue Haare, eine veränderte Figur, alternde Haut. Frauen schätzen allerdings ihren Körper immer mehr, je älter sie werden.[45] Mit zunehmendem Alter und der Menopause achten Frauen die Gesundheit und die Funktionalität ihres Körpers mehr, wodurch sie seine mangelnde Perfektion eher akzeptieren.[46] Ähnliches gilt auch bei Männern: Das Älterwerden ist hier der entscheidende Faktor für den nachlassenden Wunsch, mehr Muskeln zu haben.[47]

Wie man ein positives Körperbild unterstützen kann

Bis hierher haben wir gesehen, dass ein negatives Körperbild als Risikofaktor bei der Entstehung von Essstörungen wirkt. Umgekehrt ist aber das Körperbild auch der beste Indikator für die zukünftige Selbstachtung bei Jugendlichen.[48]

Hier einige Strategien, welche Experten vorschlagen,[49] um ein positives Körperbild bei jungen Menschen zu fördern:

✷ Führen Sie Gespräche, um auf Schönheitsklischees und die Darstellung in den Medien aufmerksam zu machen. Warum nicht einmal über einen Star sprechen, der für ein Körperbild außerhalb der Norm steht? Es gibt zwei Arten von positiven Vorbildern:
1. Positive Vorbilder für die Vielfalt an Körperbildern (Beispiele: die Tennisspielerin Serena Williams, die Sängerin Adele, der Physiker Stephen Hawking, die Plus-Size-Models Ashley Graham und Zach Miko etc.)
2. Positive Vorbilder, die für andere Eigenschaften als ihr Aussehen anerkannt sind. (Beispiele: die Verhaltensforscherin Jane Goodall, die Physikerin und Chemikerin Marie Curie, die Friedensnobelpreisträgerin Malala Yousafzai, der Linguist Noam Chomsky, der Politiker Nelson Mandela etc.)

✷ Halten Sie Kinder zur sportlichen Betätigung an, bei der eher die Funktionalität denn das Aussehen im Mittelpunkt steht.

KAPITEL 3

(Mehrere Beispiele dazu finden sich weiter hinten in diesem Kapitel.)

✷ Führen Sie eine »Null-Toleranz-Politik« ein im Hinblick auf herabwürdigende Kommentare über den eigenen Körper und das Aussehen anderer.

Erinnern wir uns daran, dass die Eltern dabei eine Hauptrolle spielen, denn es hat sich gezeigt, dass ihre Äußerungen und ihre Haltung das Körperbild ihres Kindes beeinflussen können. Unzufriedenheit mit dem eigenen Körper zu äußern oder Kommentare zum Körper seines Kindes[50] abzugeben, sind zwei Verhaltensweisen, die sehr schädliche Auswirkungen haben können.

Praxistipp

Hier einige Fragen, die Ihr Kind sich stellen könnte, um die Stärken und Schwächen seines körperlichen Erbes zu erkennen:

✷

»Welche meiner Körperteile sehen denen meiner Familie ähnlich?«
Beispiel: »Ich habe Papas Nase, Omas Augen ...«

✷

»Welche meiner Körperteile erlauben mir, meinen Lieblingsbeschäftigungen nachzugehen?«
Beispiel: »Meine Beine erlauben mir, beim Fußball schnell zu rennen.«

> ## Elternfrage
>
> »Mein elfjähriger Sohn sagt manchmal, er ›fühle sich dick‹.
> Was soll ich ihm antworten?«
>
> Die meisten Menschen fühlen sich von Zeit zu Zeit etwas aufgebläht oder rundlicher. Man kann seinem Kind erklären, dass das ganz normal ist. Dafür gibt es alle möglichen Gründe (hormonelle Schwankungen bei jungen Mädchen, wenn sie ihre Tage haben, Wassereinlagerungen, wenn man salzig isst, eine langsamere Verdauung bestimmter Lebensmittel etc.). Manchmal ist das auch das Ergebnis negativer Gefühle, die uns an einem bestimmten Tag begleiten (und der Grund dafür sind, dass wir uns »schwer« fühlen). Wichtig ist, sich bewusst zu machen, dass diese Eindrücke kommen und gehen – wie Ebbe und Flut.

Eine Studie, die in einer Grundschule in Polen mit 37 Kindern (14 Mädchen, 23 Jungen) zwischen drei und sieben Jahren und deren Eltern durchgeführt wurde, hat den Zusammenhang zwischen Einstellung und Wahrnehmung des Körperbildes untersucht, sowohl bei den Eltern als auch bei den Kindern. Die Teilnehmer mussten verschiedene Fragebögen ausfüllen, darunter einen, der verschiedene menschliche Körperformen zeigte; die Menge an Körperfett nahm dabei vom einen zum nächsten Bild zu. Das Kind musste die Figur erkennen, die seinem gegenwärtigen Körperbild entsprach, anschließend die, welche seinem Körperideal entspricht.

Die Eltern mussten die gleiche Übung wie die Kinder machen, doch mithilfe weiterer Skalen zur Wertschätzung von Schlankheit wurde auch der Druck ermittelt, den sie verspürten angesichts der Medienbilder, der Unzufriedenheit mit dem eigenen Körperbild etc. Die Ergebnisse zeigen, dass die Kinder, welche eine besonders schlanke Silhouette als ideal einstufen, Eltern haben, die angaben, besonders unzufrieden mit ihrem Körperbild zu sein und sich von den Medien stärker veranlasst sehen, ihre Erscheinung zu verändern. Das bedeutet, dass Eltern, die mit ihrem Körperbild unzufrieden sind, besonders darauf achten sollten, sich selbst gegenüber nachsichtig zu sein, um zu vermeiden, dass ihre Kinder das Ideal der Schlankheit zu sehr verinnerlichen.

> **Praxistipp**
>
> Es wäre mit am wichtigsten, dass Eltern und Gesellschaft jede Art von Kommentar zum Körpergewicht vermeiden. Das hieße, jeden Kommentar zu unterlassen, wenn das eigene Kind zu- oder abnimmt. Es hieße aber auch, das Gewicht anderer Menschen um uns her – egal ob Erwachsene oder Kinder, egal ob Bekannte oder Unbekannte – nicht zu kommentieren.
>
> Aus einer Bemerkung wie »Du hast aber abgenommen/zugenommen/wieder zugenommen!«, würde einfach ein »Hallo! Wie geht's?« werden.

WIE MAN EIN POSITIVES KÖRPERBILD UNTERSTÜTZEN KANN

Ganz allgemein gesehen, können wir unseren Kindern dabei helfen, eine positive Beziehung zu ihrem Körper[51] aufzubauen, indem wir ihnen folgende Einstellungen zur Gewohnheit werden lassen:

✷

Sanft mit dem eigenen Körper umgehen, indem man lernt, sich um ihn zu kümmern, ihn und die angenehmen Empfindungen zu beachten, die er uns schenkt, und weiche und bequeme Kleidung zu wählen

✷

Kleidung in der richtigen Größe tragen (nicht zu weit und nicht zu eng), ohne die auf dem Etikett angegebene Größe zu beachten

✷

Sich im Spiegel betrachten, ohne zu kritisch zu sein; man soll lieber auf die Teile des Körpers achten, die man mag.

KAPITEL 3

Vorsicht gegenüber den Medien

Wir werden überflutet von Werbung, Zeitschriften, Fernsehsendungen und Filmen, die uns ein einziges Schönheitsideal vorführen, das als Garant für ewiges Glück gilt. Tatsache ist, dass nur ein Prozent der Bevölkerung die schlanke Figur vieler Stars und Models hat. Es ist also von übergeordneter Bedeutung, unseren Kindern dabei zu helfen, die Dinge richtig einzuschätzen. Wir können ihnen bewusst machen, dass der Körper von 99 % aller Menschen, die sie kennen, anders aussieht als das, was in der Werbung und den Medien gezeigt wird. Wäre es denn für einen Vogel logisch, sein ganzes Leben lang zu versuchen, sich in einen Fisch zu verwandeln?

Außerdem ist den meisten Kindern nicht bewusst, welchen Prozess das Bild einer Person durchläuft, bevor es veröffentlicht wird. Die Züge von Menschen, die genetisch bereits begünstigt sind, werden zusätzlich von einer ganzen Reihe Profis optimiert, zu denen Maskenbildner, Stylisten, Friseure, Trainer und natürlich an erster Stelle der Computer gehören.

Die Selbstbewertung unseres Körperbildes setzt sich aus verschiedenen Faktoren zusammen. Die Werte, die in unserer Gesellschaft durch die Medien verbreitet werden, sind einer dieser Faktoren. Aber man sollte nicht vergessen, dass das, was in unserer Gesellschaft anerkannt wird, verschiedenen Moden und dem Zeitgeschmack unterworfen ist.

Mobbing und Druck durch Gleichaltrige

Der Freundeskreis kann das Körperbild eines jungen Menschen positiv wie negativ beeinflussen. Wenn die Freunde das eigene Körperbild abwerten und von Diäten reden oder regelmäßig Nahrungsergänzungsmittel einnehmen, um zu- oder abzunehmen, ist es sehr wahrscheinlich, dass ein Kind sich diesen Gedanken und diesem Verhalten anschließt. Auch die Freunde sind ja schließlich dem Schlankheitswahn unterworfen. Aber manchmal reicht es, wenn ein Mitglied einer Gruppe erwähnt, dass »es doch bewiesen ist, dass Diäten nichts bringen«, damit die ganze Gruppe umschwenkt!

Es ist ein weiterer wichtiger Schritt, Mobbing aufgrund körperlicher Eigenschaften bereits im Ansatz nicht zu tolerieren. Sie können sich mit der Schulleitung zusammentun, um in der Schule Schilder aufzustellen, auf denen Mobbing eine klare Absage erteilt

✪
> Die Reaktionen Jugendlicher, die wegen ihres Gewichts gemobbt werden: [52]
> ✪ 81 % sprechen mit niemandem darüber.
> ✪ 47 % sind von ihrem Gewicht besessen.
> ✪ 19 % vermeiden die Teilnahme am Sportunterricht.

wird. In den meisten schulischen Einrichtungen gibt es feste Vorschriften. Egal, ob Ihr Kind ein anderes mobbt oder selbst von seinen Mitschülern gemobbt wird, es ist wichtig, die Schulleitung zu informieren, wenn dieses Verhalten anhält. Man sollte aktiv werden und seinem Kind eine klare Botschaft senden: Diese Situation ist auf keinen Fall akzeptabel.

Prävention ist immer noch das beste Mittel, was Mobbing betrifft. Hier einige Vorschläge, wie Sie Ihrem Kind dabei helfen können, sich vor Mobbing zu schützen:

* Erklären Sie ihm, was man unter Mobbing versteht, und dass Mobbing auf keinen Fall toleriert werden darf. In Québec gibt es ein *Bildungsgesetz,* in dem Mobbing wie folgt definiert ist: »Verhalten, Aussagen, Taten oder Gesten, die absichtlich oder unabsichtlich und wiederholt auch im Cyberspace erfolgen, direkter oder indirekter Natur sind, und in einem Kontext stattfinden, der durch ein Ungleichgewicht des Kräfteverhältnisses zwischen den betroffenen Personen geprägt ist und zu Nöten, Benachteiligung, Verletzungen, Unterdrückung oder Ausgrenzung führen.«
* Fragen Sie es regelmäßig, wie es sich fühlen würde, wenn es durchmachen müsste, was ein Freund/Familienmitglied gerade durchmacht. Dadurch kann es lernen, Empathie zu entwickeln und sich die Wirkung seiner Worte und Gesten auf andere bewusst zu machen.
* Helfen Sie ihm, seine Gefühle zu erkennen und anzuerkennen. Zum Beispiel: »Ich verstehe, dass du wütend bist«, oder: »Du hast das Recht, traurig zu sein und die Situation unfair zu finden.«

> ### Elternfrage
>
> »Was soll ich zu meinem Kind sagen, wenn es jemanden als ›fett‹ bezeichnet? Und wie soll ich ihm erklären, was Adipositas ist?«

Beginnen wir damit, sein Vokabular zu ändern. Die Bezeichnung »fett« sollte vermieden werden, denn sie ist sehr abwertend. Besser ist es, von »Adipositas« und »adipös« zu sprechen. Und sagen wir von einer Person lieber, sie sei »übergewichtig«. Die Ursachen für Adipositas liegen in einer komplexen Wechselwirkung zwischen Genen und Umwelt. Unsere Gene haben uns nicht alle gleich ausgestattet. Manche Menschen sind insofern begünstigt, als sie ein Normalgewicht haben, das den sozialen Idealen nahekommt; oder sie wachsen in einer Umgebung auf, welche die Entwicklung gesunder Essgewohnheiten begünstigt. Außerdem können die Einnahme bestimmter Medikamente und bestimmte psychische Erkrankungen wie eine Binge-Eating-Störung, Bulimie oder starke Depressionen mit einer starken Gewichtszunahme einhergehen. Es ist also wichtig, unsere Kinder über die Ursachen der Adipositas zu informieren, damit sie fähig sind, ihre Vorurteile zu überwinden und Mitgefühl zu zeigen.

KAPITEL 3

Sportliche Aktivitäten: Risiko und Schutz zugleich

Sport kann bei einem Kind zur Entwicklung eines positiven Körperbildes beitragen, wenn es all die Kraft in sich entdeckt und Spaß am Sport seiner Wahl hat. Er kann aber auch ein Risikofaktor sein, wenn bei der gewählten Sportart das Gewicht und das Aussehen im Mittelpunkt stehen oder der Wettbewerbsgedanke. Mehrere Studien belegen, dass in den folgenden Sportarten sehr viele Kinder aktiv sind, die eine Essstörung[53] bekommen oder den **Risikofaktor** in sich tragen, ein negatives Körperbild zu entwickeln:

✱ Tanzen (vor allem Ballett)
✱ Eiskunstlauf
✱ Rhythmische Sportgymnastik
✱ Synchronschwimmen[54]

Nur wenige Studien befassen sich mit dem Zusammenhang zwischen Sport und Körperbild bei Jungen. Doch eine Studie gibt es,[55] die in Italien mit 162 Jungen durchgeführt wurde, die im Durchschnitt zwölf Jahre alt waren. 85 von ihnen hatten ein »normales« Gewicht, 77 waren übergewichtig. Analysiert wurde die Beziehung zwischen dem Körperbild, der Wahrnehmung der körperlichen Fähigkeiten und den wahren Leistungen bei Individual- und Gruppensportarten. Die Forscher berichten, dass die Jungen mit Übergewicht unzufriedener mit ihrem Körperbild waren und ihre körperlichen

Fähigkeiten geringer einstuften als ihre normalgewichtigen Altersgenossen. Dagegen waren die Teilnehmer, die einen Mannschaftssport ausübten, nicht so unzufrieden mit ihrem Körperbild und schnitten bei körperlichen Übungen besser ab als diejenigen, die Individualsportarten ausübten. Unterm Strich erlaubt diese Studie den Schluss, dass übergewichtige Jungen eine positivere Wahrnehmung ihres Körpers und ihrer körperlichen Leistungen haben, wenn sie an Mannschaftssportarten teilnehmen, die den Schwerpunkt auf Körperbeherrschung und Leistung legen, statt auf die Gewichtsregulierung. Sie zu ermutigen, einen Mannschaftssport auszuüben, würde somit die Chancen erhöhen, dass sie körperlich aktiv bleiben, ohne dabei das Körperbild infrage zu stellen.

Sport kann also zum Schutzfaktor werden, wenn der Schwerpunkt auf dem Spiel liegt und nicht auf dem Körperbild. Anders gesagt sollte das Ziel sein, die Sportarten zu favorisieren, bei denen der ästhetische Aspekt und das Körpergewicht die Leistungen des Sportlers nicht signifikant beeinflussen.
Hier einige Beispiele für Sportarten, die offensichtlich erlauben, Stress zu regulieren, ohne den Schwerpunkt auf Gewicht oder Körperbild zu legen:
- ✶ Bolzen
- ✶ Grundkurs Yoga
- ✶ Basketball
- ✶ Baseball
- ✶ Ultimate Frisbee
- ✶ Skifahren
- ✶ Radfahren
- ✶ Karate

KAPITEL 3

In der Pubertät ist Freizeitsport (nicht Leistungssport) hilfreich, um zu entdecken, was der eigene Körper leisten kann, statt nur auf sein Aussehen zu achten. Wenn Menschen eine positive Beziehung zu einer Sportart aufbauen, die das Spielerische in den Mittelpunkt stellt, bleiben sie auch lange bei diesem Sport, denn dieser wird zu einer Methode der Stressbewältigung und zu einem angenehmen Freizeitvertreib, statt zu einer Aufgabe, die zu Gewichtsreduktion verpflichtet und damit zu den vielen lästigen Verpflichtungen gehört. Wenn wir einen Sport betreiben, der uns gefällt, vermeiden wir auch Gewichtsschwankungen und Verletzungen infolge von Phasen der Inaktivität, denen Phasen intensiven Sporttreibens folgen. Obendrein ist regelmäßiger Sport mehrmals pro Woche genauso wirksam wie ein Medikament, um depressive Symptome und das Allgemeinbefinden zu bessern![56] Denn körperliche Betätigung führt zu einer Modifizierung der biochemischen Abläufe im Gehirn, und zwar durch Ausschüttung von Endorphinen (Glückshormone, die Stress und Schmerzen dämpfen) und die Anregung der Ausschüttung von Dopamin, Noradrenalinen und Serotonin (die eine Rolle spielen bei der Regulierung von Schlaf, Appetit, Stimmung etc.).

Elternfrage

»Mein Kind treibt Leistungssport, und mir fällt auf, dass die besonders schlanken Athleten öfter vom Trainer ausgewählt werden und dadurch mehr Gelegenheit haben, sich zu beweisen. Was tun?«

Werden Sie zum Anwalt Ihres Kindes! Sprechen Sie mit dem Trainer über diese Ungerechtigkeit, und erklären Sie ihm, was das für das Selbstbewusstsein Ihres Kindes bedeutet. Ist der Trainer nicht bereit, mit der Diskriminierung aufgrund des Gewichts aufzuhören, betonen Sie Ihre familiären Werte: Das Engagement Ihres Kindes in diesem Sport dient schließlich dazu, sein Wohlbefinden zu steigern, oder nicht? Und ist das unter diesen Umständen der Fall?

Das Ganze kann auch eine Gelegenheit sein, um sich und seine Entscheidungen zu hinterfragen. Warum ist es Ihnen wichtig, dass Ihr Kind Leistungssport macht? Wie wir weiter oben erklärt haben, ist Leistungssport ein Risikofaktor für die Entwicklung eines fragilen Körperbildes und somit für den Beginn eines problematischen Essverhaltens. Eine denkbare Lösung wäre, Ihrem Kind vorzuschlagen, den Leistungssport zu verlassen und in den Freizeitsport zu wechseln, der allein der allgemeinen Gesundheit und dem Vergnügen dient. Dabei handelt es sich um eine Entscheidung, die im Familienkreis besprochen werden sollte.

KAPITEL 3

Eine Herausforderung für adoptierte Kinder und Kinder von Eltern unterschiedlicher Hautfarbe

Bei den meisten Adoptivkindern oder Kindern mit einem dunkelhäutigen und einem hellhäutigen Elternteil gibt es keine wirkliche körperliche Ähnlichkeit. Es kann für ein Kind zur zusätzlichen Herausforderung werden, in einer Familie aufzuwachsen, deren Körperbild einer anderen Ethnie zugehörig ist als seines. Die Definition unserer Identität stimmt in diesem Fall nicht notwendigerweise überein mit unserem Spiegelbild. Das kann während der Schullaufbahn zu Fragen führen, während der man noch häufiger dazu aufgefordert ist, sich mit anderen zu vergleichen und seinen Platz in dem Mikrokosmos zu finden, den Schule und Familie darstellen.

Dieses Szenario ist immer verbreiteter, denn die Kulturen vermischen sich mit der Zeit immer mehr (was erfreulich ist!). Studien[57] belegen, wie wichtig es ist, dieses doppelte Erbe nicht zu negieren, indem man versucht, sich in ein einzelnes Schema zu zwängen. Ideal ist es, diese verschiedenen Abstammungen und Kulturen mit der ganzen Familie zu erkunden. Warum nicht Kontakt zu Menschen herstellen und Traditionen übernehmen (zu denen auch Kleidungsstile gehören), die zu den verschiedenen Kulturen gehören, die das Erbe Ihres Kindes sind? Dadurch wird es sich stärker fühlen.

Es lebe die Vielfalt!

Mehreren Studien[58] zufolge haben schwarzhäutige Frauen ein besseres Körperbild und machen weniger Diäten als jede andere Ethnie. Eine mögliche Erklärung wäre der weiter gefasste Schönheitsbegriff der afro-amerikanischen Gemeinschaft. Das Aussehen afro-amerikanischer Models ist tatsächlich vielfältiger, und die allgemeine Haltung dieser Personen steht im Vordergrund. Wenn man über deren Schönheitsbegriff in den Medien nachdenkt, erkennt man, dass beispielsweise die Sängerin Beyoncé, die kurviger ist und auch aufgrund ihrer Persönlichkeit so einen starken Eindruck hinterlässt, ein weiter gefasstes Schönheitsideal verkörpert als das, für welches die meisten dünnen weißen Sängerinnen stehen. Sicher sind auch afro-amerikanische Frauen nicht vor dem Schönheitswahn gefeit, dennoch ist es möglich, dass das Schönheitsideal weißer Frauen sich weiterentwickelt, indem es sich von diesem Vorbild inspirieren lässt, das weniger am Figurwahn orientiert ist.

Handeln wir, um unseren Kindern dabei zu helfen, in den Medien das Wahre vom Falschen zu unterscheiden, Flagge zu zeigen, wenn sie sich wegen ihres Aussehens unter Druck gesetzt fühlen, und eine ausgeglichene Einstellung zum Sport aufzubauen, die auf Spaß und Gemeinschaftserlebnissen beruht.

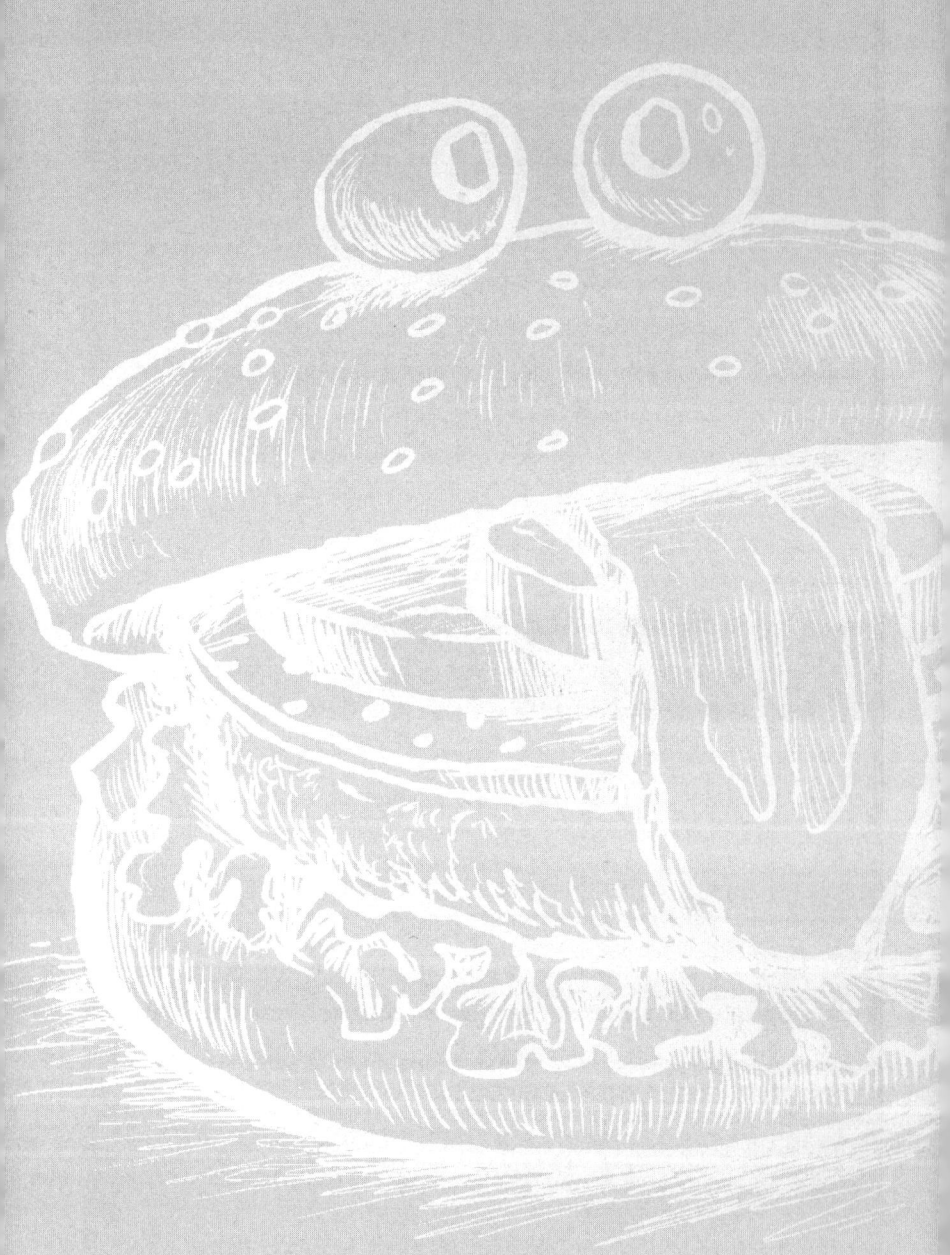

Kapitel 4

Ernährung in Kindheit und Jugend

Es ist schwierig, die Vorbeugung von Essstörungen zu thematisieren, ohne die Frage der Ernährung und der Mahlzeiten im Familienkreis anzusprechen. Da ich selbst Mutter bin, verstehe ich, dass es einen beunruhigt, wenn das eigene Kind zunimmt oder mehr oder weniger als sonst isst. Doch vor jedem Eingriff in die Essgewohnheiten seines Kindes ist es wichtig, zwei Punkte zu beachten, um in der Lage zu sein, seinen Biorhythmus zu respektieren:

1. Die Theorie vom natürlichen Gewicht

Das natürliche Gewicht, auch *Set Point*[59] genannt, beruht auf einer Theorie, derzufolge das Gewicht eines jeden Menschen genetisch bedingt ist. Genau wie ein Korken, der an der Wasseroberfläche schwimmt und im Gleichgewicht zwischen Luft und Wasser ist, bestimmt auch der Körper das Gewicht, bei dem er in Homöostase (= Balance und Stabilität der Körperfunktionen) ist. Dieses Gewicht ermöglicht ihm, alle seine Komponenten so wirksam wie möglich funktionieren zu lassen. Es wäre also unser genetisches Erbe, das über unser Gewicht entscheidet. Wenn das Gewicht der Eltern bei unserer Geburt stabil adipös war, wird unser natürliches Gewicht höher sein. Das Gegenteil wäre genauso zutreffend.

2. Der Schutzeffekt zweier wichtiger, sich ergänzender Konzepte: die intuitive Ernährung und die achtsame, bewusste Ernährung

Die intuitive Ernährung
Ein Mensch, der sich intuitiv ernährt,[60] ernährt sich eher aus körperlichem Interesse denn aus emotionalen Gründen. Er gestattet

sich, bedingungslos zu essen, und achtet auf sein Hunger- und Sättigungsgefühl, um sich zu orientieren.

Eine Studie[61] aus den Vereinigten Staaten hat 180 Mütter kleiner Kinder begleitet, um herauszufinden, ob diejenigen, die ganz selbstverständlich die intuitive Ernährung befolgten, weniger um das Gewicht ihres Kindes besorgt waren und weniger versuchten, seinen Konsum an Zucker und Fetten zu begrenzen. Die Ergebnisse zeigen, dass die Mütter, die sich am wenigsten an die intuitive Ernährung hielten (indem sie weniger auf die eigenen Hunger- und Sättigungsgefühle achteten), sich um das Gewicht ihres Kindes sorgten und seine Ernährung stärker einschränkten. Die Mütter, die sich intuitiv ernährten, schränkten ihr Kind nicht ein. Das zeigt, wie wichtig die intuitive Ernährung ist, da sie es den Eltern ermöglicht, Hunger- und Sättigungsgefühle ihres Kindes zu respektieren. Ohne Eingriffe von außen kann das Kind sich so instinktiv und in Abhängigkeit von seinem natürlichen Gewicht entwickeln.

Die achtsame Ernährung
Achtsamkeit ist eine Meditationstechnik, die von dem Molekularbiologen Professor Jon Kabat-Zinn entwickelt wurde. Er definiert sie als »einen Bewusstseinszustand, der darauf beruht, vorsätzlich auf den gegenwärtigen Moment zu achten, ohne dabei zu urteilen, auf die Erfahrung, die sich von Augenblick zu Augenblick entfaltet«[62]. Die *achtsame Ernährung* übernimmt dieses Konzept und wird definiert als »ein urteilsfreies Bewusstsein für die körperlichen und emotionalen Empfindungen, die mit der Ernährung verknüpft sind«[63].

> **Praxistipp**
>
> Hier eine bekannte Übung, die zur achtsamen Ernährung gehört[64] und die fünf Sinne nutzt, um die Nahrung ganz bewusst zu genießen. Es handelt sich um eine gute Idee zur Einführung in diese Technik, die man mit seinem Kind zusammen umsetzen kann.
>
> Legen Sie eine Weintraube in Ihre hohle Hand. Betrachten Sie sie aufmerksam, als wäre es das erste Mal, dass Sie eine Weintraube sehen. Berühren Sie sie, und achten Sie auf das Gefühl, das Sie unter den Fingern verspüren. Halten Sie sie unter die Nase. Nehmen Sie sich Zeit, daran zu riechen. Dann halten Sie sie ans Ohr. Hören Sie auf das Geräusch, das entsteht, wenn man sie zusammendrückt. Beißen Sie ein kleines Stück ab. Kauen Sie langsam. Genießen Sie!

Eine Studie[65], die unlängst in den Vereinigten Staaten mit 172 Jugendlichen von durchschnittlich 13 Jahren durchgeführt wurde, untersuchte die Auswirkungen der achtsamen Ernährung auf die impulsive Wahl der Nahrungsmittel. Nach einer kurzen Einführung in die Prinzipien der achtsamen Ernährung wählten die Jugendlichen der Kontrollgruppe ihre Nahrung weniger impulsiv aus. Diese Untersuchung zeigt, dass die Praxis der achtsamen Ernährung dafür sorgt, impulsive Entscheidungen zu reduzieren, die zu einer Gewichtszunahme führen können (da Jugendliche

KAPITEL 4

ja nicht so sehr auf Hunger- und Sättigungsgefühle achten, Essen nicht so sehr genießen und generell mehr zu einer schnellen Ernährung tendieren). Außerdem bringen Präventivprogramme, die auf der achtsamen Ernährung basieren, vielversprechende Ergebnisse bei Vorbeugemaßnahmen für adipöse Kinder, im Gegensatz zu Programmen zur Gewichtsreduktion, die weit weniger Erfolg haben.[66]

Wenn Sie sich also Sorgen machen wegen des Körpergewichts Ihres Kindes oder der Essgewohnheiten Ihres Jugendlichen, der viel Fast Food, gezuckerte Getränke und Süßigkeiten konsumiert, ist es viel sicherer, ihm die achtsame Ernährung oder die intuitive Ernährung nahezubringen, statt seine Nahrungswahl einzuschränken oder zu kritisieren.

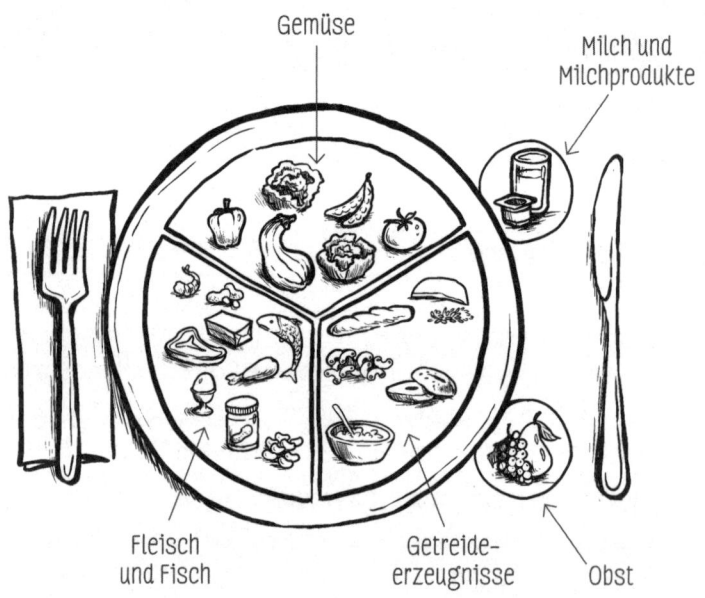

Konkrete Lösungen

Hier einige konkrete Techniken, um Ihrem Kind dabei zu helfen, sein natürliches Gewicht zu respektieren, sich intuitiv zu ernähren und die Prinzipien der achtsamen Ernährung zu berücksichtigen.

Ausgewogene Mahlzeiten
Ihre Aufgabe als Eltern ist es, Ihrem Kind oder Jugendlichen eine abwechslungsreiche Ernährung in ausreichenden Mengen anzubieten. Die Zeichnung auf Seite 84 richtet sich an Kinder und zeigt eine ausgewogene Mahlzeit[67], wie sie vom kanadischen Gesundheitsministerium (ebenso wie von der Weltgesundheitsorganisation, Anm. d. Red.) empfohlen wird. Wenn Sie sich an diese Anleitung halten, müssen weder Sie noch Ihr Kind Kalorien zählen oder zwanghaft Nährwerttabellen studieren!

Um sich eine Vorstellung von den empfohlenen Mengen zu machen, können Sie sich wie folgt orientieren: die Größe der Faust Ihres Kindes für Beilagen, die Handfläche für die Proteine[68]. Nun bleibt nur noch, die Mahlzeit mit Gemüse zu vervollständigen und ein Milchprodukt und ein Obst hinzuzufügen. Natürlich sollten diese Richtlinien flexibel angewendet werden, indem Sie Ihr Kind fragen, wie viel Hunger es denn hat!

Anzeichen von Hunger und Sättigung respektieren
Um sein natürliches Gewicht zu erreichen, verfügt der Körper über einen eigenen Mechanismus: Hunger und Sättigung. So, wie der

KAPITEL 4

Körper keine bewusste Anstrengung machen muss, um zu atmen, treten auch Hunger und Sättigung auf, ohne dass wir einschreiten oder diese Gefühle infrage stellen müssen.

> ✱ Gut zu wissen: Hunger- und Sättigungsgefühle bilden einen Kreislauf. Ignoriert man also den Hunger, wird sich auch das Sättigungsgefühl nicht mehr bemerkbar machen. ✱

Als Eltern sollten wir bei diesen Signalen nicht dazwischenfunken. Wenn Kinder oder Jugendliche also zwischen den Mahlzeiten sagen, sie haben Hunger, müssen wir dieses Bedürfnis befriedigen, um auf das Körpersignal zu reagieren. Anschließend können wir darüber nachdenken, ob die Mahlzeiten oder Zwischenmahlzeiten, die es vorher gegeben hat, ausreichend waren und den Bedürfnissen der jungen Esser gerecht wurden.

Aus diesem Grund muss man auch auf die Art Kommentar achten, die man ständig zu hören bekommt:
✱ Kind: »Ich hab keinen Hunger mehr!«
✱ Erwachsener: »Noch ein paar Bissen, damit du groß und stark wirst!«

Diese Kommentare suggerieren doch, dass es möglich ist, sein körperliches Erscheinungsbild zu verändern, indem man weiter isst, obwohl man satt ist. Ähnlich ist es, wenn man sein Kind anhält, seinen Teller leer zu essen, indem man ihm sagt, dass es dann groß und stark werde. Damit stiftet man es dazu an, aus einem anderen Grund zu essen als allein aufgrund der Tatsache, dass es Hunger hat.

> ## Praxistipp
>
> Lässt sich Ihr Kind leicht ablenken, oder trödelt es beim Essen? Dann schlage ich Ihnen vor, die Dauer der Mahlzeit zeitlich zu begrenzen. Das heißt, Sie sagen Ihren Kindern zu Beginn des Essens, dass Sie einen Wecker stellen, der in 20 oder 30 Minuten klingelt, je nach Umfang der Mahlzeit. Für eine Mahlzeit, die aus einer Vorsuppe, Fleisch, das lange gekaut werden muss, und Ofenkartoffeln besteht, braucht man länger als für Reis, Gemüse und Fisch, die alle leicht kaubar sind. Sobald der Wecker klingelt, sammeln Sie in Ruhe die Teller ein. Keine Sorge, wenn Ihr Kind bei den ersten Malen wenig isst; das holt es bei der nächsten Mahlzeit nach, wenn es feststellt, dass es nach dem Essen keine Alternative
>
>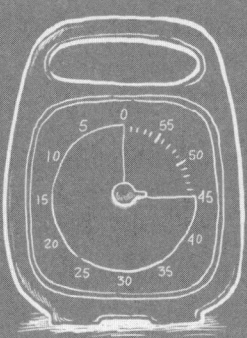

KAPITEL 4

> mehr gibt. Für die Kleinsten ist die Tischuhr »Time Timer« ideal, denn darauf »sieht« man, wie viel Zeit noch bleibt. Das ist anschaulicher als die Backofenuhr oder ein normaler Wecker. Es handelt sich dabei um ein Hilfsmittel, das gern von Erziehern und Psychologen bei Kindern mit ADHS eingesetzt wird. Aber es funktioniert genauso gut, um Konflikte bei Tisch zu vermeiden!

Auch wenn Sie Ihr Kind einschränken, obwohl es noch weiter essen möchte, sei es ein Genusslebensmittel oder ein Grundnahrungsmittel, so vermitteln Sie ihm, dass es den Signalen seines Körpers nicht vertrauen soll. Es ist sehr wohl möglich, dass ein Kind oder ein Jugendlicher im Wachstum gelegentlich eindrucksvolle Mengen verspeist. Wenn Sie Ihr Kind auf sein Sättigungsgefühl hören lassen, indem Sie es fragen: »Was sagt dir dein Magen?«, wird es in der Lage sein, seinen Hunger selbst zu regulieren.

Elternfrage

»Mein Kind isst nichts, wenn ich es nicht zwinge. Was tun?«

Wenn man die Leitlinien des natürlichen Gewichts beachtet, verläuft die Wachstumskurve eines Kindes, das kleiner als der Durchschnitt ist, trotzdem normal, auch wenn man es zwingt, mehr zu essen. Es ist sogar wahrscheinlich, dass ein solches

KONKRETE LÖSUNGEN

Kind weniger als der Durchschnitt isst, wenn man es auf sein Hungergefühl hören lässt – also unserem Gefühl nach sehr wenig. Man muss diesen natürlichen Signalen, also seiner Intuition, vertrauen. Es ist biologisch darauf programmiert, sich nicht verhungern zu lassen!

Wenn man ein Kind zum Essen zwingt, konditioniert man es außerdem so, dass es die üblichen Essenszeiten zu hassen beginnt und dadurch eine Hassliebe zum Essen entwickelt. Aus dieser Dynamik kann eine Beklemmung entstehen, aus der heraus das Hungergefühl übergangen und die Eltern-Kind-Beziehung geschädigt wird.

Praxistipp

Für die ganz Kleinen hier ein paar Vorschläge, um die Essenszeiten positiv aufzuwerten.

✳

Lassen Sie Ihr Kind zwei Menüs pro Woche bestimmen. Ja, stimmt, es wird vielleicht Makkaroni mit Käse wählen. Die gehören eben zu seinen Lieblingsspeisen, und die ändern sich mit zunehmendem Alter, wenn Sie ihm abwechslungsreiche Nahrung anbieten und weiterhin den Großteil der Mahlzeiten bestimmen. Wenn Ihr Kind sich für ein nicht

KAPITEL 4

> gerade ausgeglichenes Essen entscheidet, hindert Sie das ja nicht daran, vor der nächsten Mahlzeit noch einen schönen Rohkostteller anzubieten ...
>
>
>
> Noch besser: Kochen Sie fröhlich zusammen mit Ihrem Kind. Übertragen Sie ihm einfache Aufgaben, auch wenn dabei manches kleine Malheur passiert. Wenn ein Kind an einer Aufgabe teilhaben darf, ist es viel stolzer auf das Ergebnis und isst besser!
>
>
>
> Kaufen Sie mit ihm zusammen Kindergeschirr, das mit seinen Lieblingshelden dekoriert ist.
>
> ✷
>
> Machen Sie sich den Spaß, lustige Figuren aus Nahrung zu gestalten.
>
>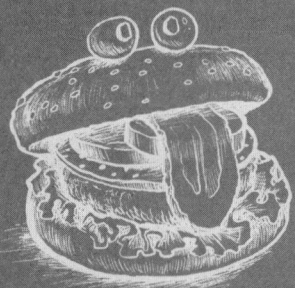

Keine Alternativmahlzeiten anbieten, wenn Ihr Kind das angebotene Essen nicht mag
Jedes Verhalten, auf das Sie eingehen, wird sich wiederholen. Weiß Ihr Kind, dass es nach der Mahlzeit noch Kekse oder Müsli

bekommt, sobald es sich weigert, das Aufgetischte zu essen, wird dadurch die Neigung zur selektiven Nahrungsaufnahme verstärkt. Versuchen Sie stattdessen, die Komponenten der Mahlzeit auf verschiedene Platten zu verteilen, damit Sie verschiedene Optionen haben, auf die Sie zurückgreifen können. Bieten Sie auch Soßen, ausgepresste Zitrusfrüchte, geriebenen Käse oder Gewürze an, um den Geschmack der Mahlzeit zu verändern und Ihrem Kind zu ermöglichen, seine eigenen Essensvorlieben zu entwickeln.

Nahrungsmittel nicht als gut oder schlecht abstempeln

Ein Elternteil erzählte mir, dass er seinem Kind erlaubt habe, jeden Freitagabend ein Halloween-Bonbon zu essen, und ihm dabei erklärt habe, dass das besser für seine Gesundheit sei, da es nicht fähig sei, die Menge selbst zu begrenzen. Man hat ihm daraufhin in der Schule oder nach Besuchen bei Freunden mitgeteilt, dass sein Kind so viele Halloween-Bonbons gegessen habe, bis ihm schlecht wurde. Diese Vorfälle haben den Elternteil in der Überzeugung bestätigt, sein Kind könne sich bei Bonbons nicht zurückhalten.

Und wenn das Gegenteil der Fall ist?

Es gibt Belege[69] dafür, dass Nahrungsmittelverbote Obsessionen auslösen, die zu zwanghaftem Essen führen (also der Tatsache, dass man bei bestimmten Nahrungsmitteln die Kontrolle verliert).

KAPITEL 4

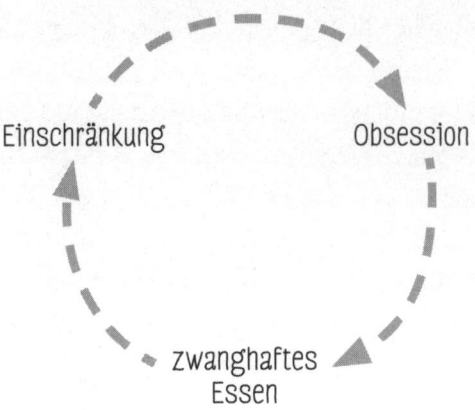

Kehren wir noch einmal zu dem Beispiel zurück. Sagen wir, ein Vater bietet im November seinem Sohn abends nach dem Essen Halloween-Bonbons an. Der hat vielleicht gar keine Lust, besonders viele davon zu essen, da er ja weiß, dass es am nächsten Tag wieder welche gibt. Außerdem sagt ihm sein Sättigungsgefühl, wann es gut ist.

Wenn Sie es Ihrem Kind überlassen, seinen Bedarf an Süßigkeiten entsprechend seiner Basissignale zu decken, werden Sie feststellen, dass es am Anfang eine gewisse Zeit lang mehr Süßigkeiten als »normal« isst, vielleicht sogar, bis es sich unwohl fühlt. Sie können ihm zur Seite stehen, indem Sie es fragen, wie es sich körperlich fühlt, um ihm zu helfen, auf sein Sättigungsgefühl zu achten. Hat es erst einmal gemerkt, dass die Süßigkeit nicht verboten oder begrenzt wird und auch demnächst wieder zur Verfügung steht, ist das Kind in der Lage, den Konsum zurückzufahren. Wie viele Kekse würden Sie essen, wenn ich Ihnen sagen würde, dass Sie ab morgen nie mehr welche bekommen? Wahrscheinlich die ganze

Packung. Und wie viele Kekse würden Sie essen, wenn Sie wüssten, dass es am nächsten Tag auch noch welche gibt, falls Sie Lust darauf haben? Vermutlich eine normale Menge, denn es ist ja nutzlos, sich körperlich schlecht zu fühlen, wenn man weiß, dass es besser schmeckt, sobald sich der Hunger erneut einstellt!

Unterm Strich sollte also zu Hause kein Lebensmittel verboten sein. Bieten Sie Lebensmittel, die dem Körper weniger Nährstoffe zuführen, aber gut für die Laune sind, von Zeit zu Zeit nach einem nahrhaften Mahl an, wenn Lust und Zeit, sie zu genießen, zusammentreffen.

Wichtig: Süßigkeiten sollten nie mit dem Ziel gegeben werden, die Emotionen eines Kindes aufzufangen (Beispiele: Einsamkeit, Trauer, Wut).

Elternfrage

»In unserer Gesellschaft herrscht ein extremes Gesundheitsbewusstsein. Ist es schlecht, wenn mein Kind glutenfrei oder nur Rohkost isst?«

Wenn Ihr Kind nicht an einer Erkrankung wie Zöliakie leidet, welche eine Umstellung der Ernährung erforderlich macht, sind Abwechslung und Flexibilität psychologisch gesehen vorzuziehen, um der Entwicklung von Essstörungen vorzubeugen. Lieber sucht man eine(n) qualifizierte(n) Ernährungs-

KAPITEL 4

> berater(in) auf, bevor man einen besonderen Ernährungsplan für sein Kind erstellt. Indem man die Ernährung des Kindes (und der ganzen Familie) an fundierten, wissenschaftlichen Fakten ausrichtet, stellt man sicher, dass das eigene Ziel, die allgemeine Gesundheit zu verbessern, auch erreicht wird.

Nicht durch Nahrung bestrafen oder belohnen
Ihr Kind hat das Schuljahr mit einem guten Zeugnis abgeschlossen, bravo! Sie sind versucht, es mit einem Fast-Food-Mahl zu belohnen. Warum nicht lieber etwas Schönes unternehmen (Vergnügungspark, Zoo, Theater etc.) – nur mit Mama oder Papa? So machen Sie ihm auch das Geschenk, das Erreichte zu feiern, und zwar nicht durch Essen. Das wird ihm sein Leben lang nutzen.

Den gleichen Ansatz verfolgen Sie in Fragen der Disziplin. Ihr Kind bekommt einen heftigen Wutanfall; Sie möchten ihm daraufhin am liebsten den Nachtisch streichen, wie Sie es selbst früher bei Ihren eigenen Eltern erlebt haben. Nahrung sollte aber nichts sein, das man verdient, sondern einfach etwas, das Teil des Lebens ist. Um mit einem Wutanfall umzugehen, bieten sich geeignetere und wirksamere Mittel und Wege an. Man könnte zum Beispiel mit dem Kind kurz meditieren. Ist wieder Ruhe eingekehrt, kann man im Gespräch klären, welche Auslöser und Emotionen zu der Krise geführt haben.

KONKRETE LÖSUNGEN

Beim Essen im Familienkreis anwesend und ansprechbar sein

In der heutigen Zeit dominieren Technologie und soziale Netzwerke. Familien scheinen immer seltener ohne Gegenwart eines Bildschirms zu speisen.

Es fällt leicht, sich auszumalen, warum die sozialen Netzwerke eine solch starke Abhängigkeit schaffen können, wenn man erkennt, dass bei jeder Nutzung eine kleine Menge des Neurotransmitters Dopamin ausgeschüttet wird, der Glücksgefühle im Gehirn auslöst.

Dabei haben verschiedene Studien gezeigt, dass Essen im Familienkreis hilft, Jugendliche (Mädchen und Jungen) vor Essstörungen zu bewahren[70]. Im klinischen Umfeld stelle ich immer wieder fest, wie häufig von diesem Punkt die Rede ist. Viele Eltern arbeiten im Home Office, also quasi immer ein bisschen. Im Gegenzug verbringen die Kinder immer mehr Zeit vor dem Bildschirm oder dem Fernseher.

Neben der digitalen Herausforderung gibt es auch die Herausforderungen des Alltags. Ein Fußballtraining hier, ein Nachbar, der an der Tür klingelt, da. Mein Mann und ich sind selbst überrascht, dass wir bei einer Mahlzeit bis zu zehnmal vom Tisch aufstehen müssen (um ein kleines Kind auf die Toilette zu begleiten, ein Glas Milch oder Wasser zu holen, eine vergessene Soße aus dem Kühlschrank zu nehmen, umgeschüttete Getränke aufzuwischen etc.).

KAPITEL 4

Wenn es Ihnen ähnlich ergeht, können Sie einige Strategien nutzen, um das Essen im Familienkreis wieder in den Mittelpunkt zu rücken:

✳ Nutzen Sie ein Körbchen für Handys und Tablets: Während der Mahlzeiten können Sie die Regel einführen, alle elektronischen Apparate auf Flugmodus zu schalten und in das Körbchen zu legen. Wenn Sie nicht gerade Herzchirurg oder Premierminister sind, wird keiner sterben, wenn Sie einmal eine Stunde lang nicht ans Telefon gehen oder E-Mails beantworten und nicht in den sozialen Netzwerken unterwegs sind!

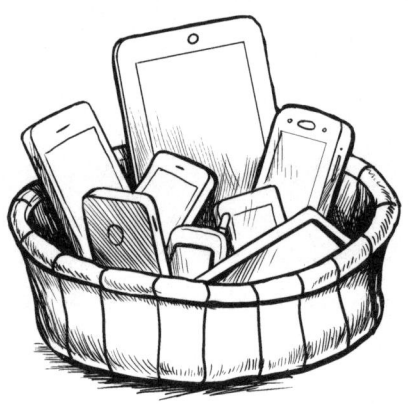

✳ Beobachten und planen: Wenn Sie wie ich merken, dass Sie ständig auf den Beinen sind, um auf die Bedürfnisse Ihrer kleinen Kinder einzugehen, achten Sie darauf, welche wiederkehrenden Bedürfnisse auftreten, und planen Sie diese bei der nächsten Mahlzeit ein, damit auch Sie zum Essen kommen, solange es noch heiß ist.

✳ Teilen Sie Stress genauso wie positive Momente: Die traurigen und die glücklichen Momente des Tages herauszulassen, lässt

Stress merklich zurückgehen. Hören Sie zu, fragen Sie interessiert nach, ohne ein Vorgehen zu beurteilen oder vorzuschreiben. So sorgen Sie für eine entspannte Stimmung bei Tisch.

✴ Lassen Sie Ihre Pflichten ruhen, um füreinander da zu sein: Der Abwasch kann warten, und Sie können ihn gemeinsam erledigen. Nehmen Sie sich lieber Zeit, ein bisschen miteinander zu reden. So lernen Ihre Kinder und Ihr Partner Sie besser kennen.

✴ Das Rezept erraten: Der Koch der Mahlzeit kann sich einen Spaß daraus machen, die anderen Familienmitglieder raten zu lassen, welche Zutaten er für das jeweilige Rezept verwendet hat, von den Gewürzen bis zu den Kräutern! Ein einfaches Spiel, das dazu ermutigt, die Nahrung zu genießen.

KAPITEL 4

Auch Jugendliche brauchen ihre Eltern

In jüngeren Studien hat sich gezeigt, dass gemeinsames Essen während der Pubertät ebenfalls der Entwicklung einer Adipositas im Erwachsenenalter vorbeugen kann.[71] Dabei haben mir Eltern gesagt, dass sie den Eindruck hätten, bei älteren Jugendlichen sei das Ritual des gemeinsamen Essens nicht mehr so wichtig. Jugendliche scheinen autonom zu sein und wollen unabhängig leben. Folglich fühlen die Eltern sich nicht mehr so »nötig« und widmen sich verstärkt der Arbeit, um sich neu zu orientieren und sich anderweitig gebraucht zu fühlen.

Doch dieser Abschnitt ist ein Schlüsselmoment. Jugendliche stellen sich wahnsinnig viele Fragen, ihre Gefühle fahren Achterbahn, sie sind zahlreichen Versuchungen ausgesetzt, werden von Hormonen überflutet, was sie veranlasst, große Risiken einzugehen, und müssen gleichzeitig wichtige Entscheidungen für die Zukunft treffen, ohne sich selbst wirklich zu kennen. Was für ein Cocktail!

Behält man aber die Familienmahlzeiten als Rahmen bei und beweist gleichzeitig Flexibilität, kann man den Jugendlichen eine Tür offenhalten, falls sie eine Frage an Sie haben. Außerdem haben Sie dann einen Logenplatz, um zu beobachten, ob Ihr Kind angemessen isst und ob erste Anzeichen für eine eingeschränkte Ernährung oder ein Unbehagen gegenüber der Nahrung auftauchen. Und schließlich sind das auch Gelegenheiten, um Ihre Erlebnisse und Ihre Gefühle zu teilen, damit Sie auch weiterhin eine vertraute Beziehung zu dem Jugendlichen haben, der mit großen Schritten aufs Erwachsenwerden zueilt.

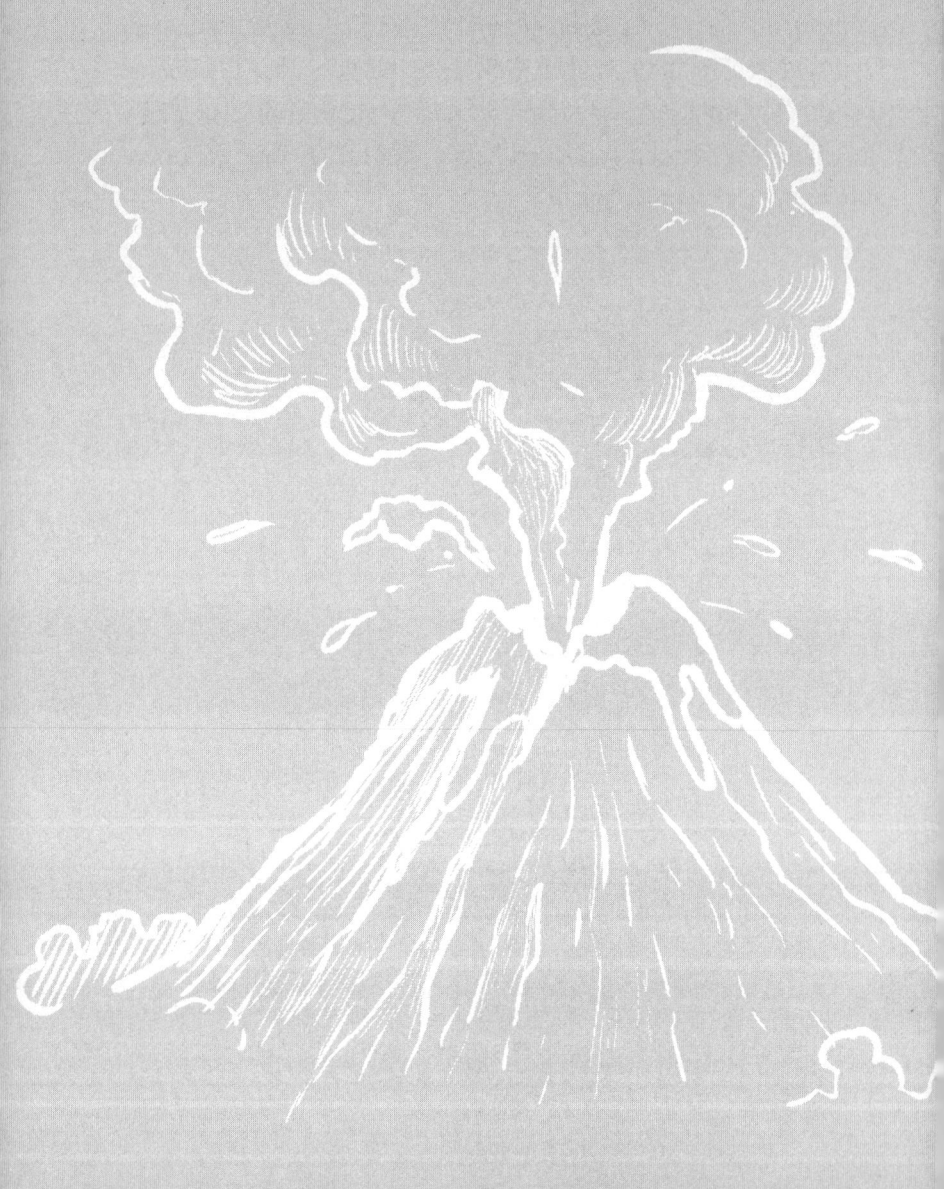

Kapitel 5

Die Pubertät: Körper und Gefühle
im Wandel

Welche Erinnerungen haben Sie an Ihre Pubertät? War das ein Moment des friedlichen Übergangs hin zu einem Körper, der Ihnen gefiel, oder war das ein Abschnitt, in dem Ihr Körper allerlei unangenehme Dinge tat, über die Sie keine Kontrolle hatten? Von Akne über Regelblutungen und Körpergeruch bis hin zur Körperbehaarung. All diese Neuheiten können im Hinblick auf eine Anpassung ganz schön überraschend und anstrengend sein!

Das Gefühl gehabt zu haben, nicht auf die Pubertät vorbereitet zu sein und die körperlichen Veränderungen in dieser Zeit nicht zu mögen, spielt laut einer jüngeren Studie[72] bei erwachsenen Frauen für die Entstehung von Essstörungen eine größere Rolle als jeder andere Faktor. Wie es scheint, neigen Frauen später umso stärker zur Ausbildung einer Essstörung, je früher sie in die Pubertät gekommen sind.

Die Pubertät, diese »Periode des Übergangs zwischen Kindheit und Jugend, deren Kennzeichen die Ausbildung der Geschlechtsmerkmale und ein gesteigertes Größenwachstum sind und die zur Erlangung der Geschlechtsreife führt«,[73] beginnt im Schnitt bei den Mädchen zwischen dem neunten und dem 13. Lebensjahr und bei den Jungen zwischen dem zehnten und dem 14. Lebensjahr.[74] Sie führt zu zahlreichen psychologischen Umwälzungen, die noch tiefer gehen als die körperlichen Veränderungen, die zu dieser Zeit stattfinden.

Bei den Mädchen

Seit nunmehr 40 Jahren gilt die Pubertät als eine der Phasen im Leben, in denen das Risiko der Entstehung einer Essstörung am größten ist, insbesondere bei Mädchen.[75] Je mehr man die Auswirkungen der Pubertät beobachtete, umso häufiger stieß man auch auf Anzeichen und Symptome wie Esszwänge, Unzufriedenheit mit dem Körper, Sorge um das Gewicht und den Rückgriff auf Methoden zur Gewichtsreduktion.[76]

Durch Genanalysen bei menschlichen und tierischen Zwillingen gelang es bestimmten Forschern[77], teilweise zu erklären, warum die Pubertät solch einschneidende Auswirkungen hat: Die Ausschüttung von Östrogen führt (in Kombination mit genetischen Faktoren) zu Essstörungen. Das bedeutet, dass bei Mädchen, die eine genetische Prädisposition für Essstörungen haben, Symptome wie die Sorge um ihr Gewicht und die Unzufriedenheit mit dem Körperbild in Verbindung mit dem Rückgriff auf Methoden zur Gewichtsreduktion auftreten, sobald der Spiegel weiblicher Hormone im Rahmen der Pubertät ansteigt. Auch wenn noch viel geforscht werden muss, um den hormonellen Einfluss genau zu verstehen, deutet das darauf hin, dass die Wachsamkeit während dieser kritischen Phase gesteigert werden muss (siehe Kapitel 7 zu den Ursachen von Essstörungen).

Eine verfrühte Pubertät wird, genau wie eine durchschnittliche Pubertät, zu einer noch kritischeren Phase, wenn das Kind Leistungssport betreibt, bei dem ein geringes Körpergewicht gern gesehen wird.[78] Solche Kinder vergleichen sich nicht mehr mit dem Durchschnitt Gleichaltriger, sondern mit dem Körperideal, das für ihren Sport gilt. Beim Ballett oder beim Eiskunstlauf ist dieses Körperideal weit entfernt vom Körper einer durchschnittlichen Jugendlichen.

Warum ist es so besorgniserregend, in der Pubertät eine Essstörung zu entwickeln? Weil die negativen Folgen einer Essstörung auf die Entwicklung unumkehrbar sein können. Denn die Gefahren, die Pubertät zu unterbrechen, sind nicht zu vernachlässigen. In einer Studie wird erwähnt, dass eine Magersucht, die über mehrere Jahre anhält, die sexuelle Entwicklung so sehr verändern kann, dass zum Beispiel bei Mädchen die Ausformung der Brust unterbleibt.[79] Bei Patientinnen, die an einer schweren Form der Magersucht leiden, kommt es sogar zu einer Rückbildung der Eierstöcke und der Gebärmutter, die so weit geht, dass diese Organe eher denen von Kindern gleichen.[80] Auch das Größenwachstum ist dauerhaft eingeschränkt. Das bedeutet, dass ein Kind, welches eine bestimmte Größe erreichen sollte, als Erwachsener kleiner ist als seine genetische Programmierung es vorgesehen hatte.

KAPITEL 5

Eine verfrühte Pubertät tritt immer häufiger auf

Um 1900 lag das Durchschnittsalter bei der ersten Regelblutung bei etwa 16 Jahren, während es heute bei 13 Jahren liegt.[81] Die Pubertät setzt also immer früher ein. Aktuell kursieren verschiedene Hypothesen, um die Ursachen einer verfrühten Pubertät (deren erste Anzeichen bereits vor dem Alter von acht Jahren auftreten) und die Tatsache zu erklären, dass dieses Phänomen immer häufiger auftritt. Manche erwähnen genetische Faktoren der ethnischen Zugehörigkeit, andere deuten mit dem Finger auf die Adipositas und verschiedene Umwelteinflüsse. Eine italienische Studie[82] mit 100 vorpubertären, übergewichtigen Jungen und Mädchen und 55 vorpubertären, normalgewichtigen Jungen und Mädchen (die durchschnittlich alle acht bis neun Jahre alt waren), untersuchte mithilfe verschiedener medizinischer Maßnahmen den Verlauf der Pubertät über einen Zeitraum von sechs Monaten. Die Ergebnisse deuten darauf hin, dass bei den übergewichtigen Jungen und Mädchen die Pubertät im Durchschnitt ein Jahr früher begann als bei den normalgewichtigen Kindern, und zwar sowohl bei den Jungen als auch bei den Mädchen.

Wie auch immer die Kombination der verantwortlichen Faktoren aussieht, Studien zeigen, dass die verfrühte Pubertät bei den Mädchen eindeutig zu einem verstärkten Rückgriff auf Diäten zur Gewichtsreduktion[83, 84] und auf eine ungesündere Ernährungsweise führt. Sie begünstigt außerdem das Auftreten depressiver Symptome und einer Angststörung in der Zukunft.[85] Man kann sich leicht vorstellen, dass ein Mädchen, welches früher als seine noch knabenhaft schlanken Freundinnen zunimmt und weibliche Formen bekommt, sich davon betroffen zeigt. Wenn man sich ergänzend zu diesem Szenario noch die eventuellen Kommentare von Familie und Freunden über die Gewichtszunahme ausmalt, ist es nur wahrscheinlich, dass es verschiedene Methoden zur Gewichtsreduktion in Betracht zieht (darunter auch eine Zurückhaltung beim Essen), um wieder ein Gefühl der Kontrolle über den sich entwickelnden Körper zu erlangen.

Diese jungen Mädchen scheinen (genau wie ihre Eltern) nicht so gut in der Lage zu sein, mit ihrem neuen, fortpflanzungsfähigen Körper umzugehen, sowie mit den Änderungen in den sozialen Beziehungen, die damit einhergehen. Wie es scheint, finden bei einer frühen Pubertät auch früher erste sexuelle Erfahrungen statt (wobei der erste Geschlechtsverkehr in Kanada im Durchschnitt mit 15,8 Jahren stattfindet[86], in Deutschland sind es laut de.statista.com 15,5 Jahre, Anm. d. Red.). Obendrein gibt es eine Verbindung zwischen frühen sexuellen Erfahrungen, verfrühter Pubertät und Essstörungen, insbesondere der Ausbildung einer Bulimie.[87] Diese Fakten unterstreichen, wie wichtig es ist, die Anzeichen einer verfrühten Pubertät bei Mädchen zu erkennen, um auf psychologischer Ebene vorbeugend tätig werden zu können.

Wenn die Entwicklung Ihres Kindes Sie beunruhigt, ist es ratsam, einen Kinderarzt aufzusuchen, um ein medizinisches Gutachten zu erstellen.

KAPITEL 5

> ✪ **Fragenkatalog, um bestimmte Anzeichen für die drohende Entstehung einer Essstörung bei Kindern zu erkennen:**
> - ✪ Meidet das Kind Mahlzeiten im Familienkreis oder Restaurantbesuche?
> - ✪ Vermeidet das Kind Mensabesuche mit Schulfreunden?
> - ✪ Neigt das Kind dazu, weniger mit Freunden zu unternehmen, sich abzukapseln oder seine Kontakte zu ändern?
> - ✪ Macht das Kind mehr Sport?
> - ✪ Kommt es zu Stimmungsschwankungen, ist es reizbarer oder trauriger?
> - ✪ Kocht das Kind viel für andere, oder hat es die Kontrolle über die gemeinsame Küche übernommen?
> - ✪ Sammelt das Kind Rezepte oder Kochbücher?
> - ✪ Reagiert es streng in Bezug auf bestimmte Lebensmittel wie Nachspeisen, Fast Food oder Knabbergebäck?
> - ✪ Hat sich der Kleidungsstil des Kindes verändert?
> - ✪ Haben Sie Ihr Kind dabei ertappt, wie es heimlich Süßigkeiten oder Snacks isst?
>
> Wenn Sie auf den Großteil dieser Fragen mit Ja antworten, rate ich Ihnen dazu, mit der Lektüre von Kapitel 7 fortzufahren, um mehr über Essstörungen herauszufinden. ✪

Und bei den Jungs ...

Während man die komplexen Folgen der weiblichen Hormone erkennt, die bei den Mädchen zur Entwicklung von Essstörungen beitragen, scheinen die Jungen durch das Hormonbad der Testosterone in der Pubertät nicht beeinflusst zu werden. Im Gegenteil erkennt man, dass sie von vornherein bei Gleichaltrigen mehr Anerkennung erhalten, wenn sie sich schneller als der Durchschnitt entwickeln. Die Vision des sogenannten »idealen« Körpers, der bei den Mädchen schlank und bei den Jungen »bemuskelt« zu sein hat, widerspricht dem, was die Pubertät an Veränderungen für die Mädchen bereithält, während sie bei den Umwälzungen, welche die Jungen erleben, genau in die von der Natur eingeschlagene Richtung geht. In dieser ersten Phase der Verwandlung hin zum erwachsenen Körper erleben die Jungen, wie ihre Schultern breiter werden und sie an Muskelmasse zulegen. Folglich berichten sie anfangs von einem positiveren oder zumindest unveränderten Körperbild.[88]

Doch hat eine verfrühte Pubertät bei den Jungen nicht nur Vorteile. Davon Betroffene neigen zu risikofreudigerem Verhalten als ihre Altersgenossen (beispielsweise in Bezug auf Alkohol und Aggressionen[89]). Einige Jahre nach Beginn der Pubertät berichten viele von einem negativeren Körperbild und depressiven Verstimmungen, die denen ähneln, die zuerst bei Mädchen auftraten, deren Pubertät verfrüht einsetzt.[90]

Eine Studie[91], die in den Vereinigten Staaten mit 750 Studentinnen und 750 Studenten durchgeführt wurde, die im Durchschnitt 19 waren, hat mithilfe von Fragebögen ausgewertet, ob der Zeitpunkt des Einsetzens der Pubertät zur Entwicklung von Ess- und Angststörungen führte. Die Ergebnisse belegen, dass Frauen und Männer, die verfrüht in die Pubertät gekommen waren, häufiger von Essstörungen und Angstzuständen berichteten als diejenigen, deren Pubertät normal oder verspätet einsetzte. Diese Daten zeigen die Auswirkungen einer verfrühten Pubertät auf die Entwicklung von Essstörungen bei Mädchen und Jungen. Die Studie macht interessanterweise auch die negativen Folgen einer verfrühten Pubertät bei Jungen sichtbar, und zwar in dem Moment, in dem sie sich offener äußern, also als Erwachsene.

Andere Forschungen haben die Tatsache belegt, dass es Kindern, die über wenige Mittel und Techniken verfügten, mit Emotionen und Stress umzugehen, genau wie jene, die bereits vor der Pubertät in ihrer Familie Stressfaktoren ausgesetzt waren, schwerer fällt als ihren Altersgenossen, mit einer verfrühten Pubertät umzugehen.

Unterm Strich muss man in den Jahren, die dem Beginn einer verfrühten Pubertät bei einem Jungen folgen, die Aufmerksamkeit verstärkt auf die geistige Gesundheit und den Umgang mit den Veränderungen im Zusammenhang mit seinem Körperbild richten.

Wie kann man seinem Kind helfen, diesen heiklen Abschnitt durchzustehen?

Die Veränderungen erklären, die mit der Pubertät einhergehen
Es ist ganz wichtig, Ihrem Kind diesen Lebensabschnitt zu erklären und darauf hinzuweisen, dass all diese Veränderungen zwar verwirrend, aber auch normal und notwendig sind. Die Gewichtszu-

nahme oder die Entwicklung weiblicher Kurven sollte man nicht thematisieren, als handele es sich dabei um ein Problem, das es zu lösen gilt. Alle Punkte, die im folgenden Kasten aufgezählt werden, sind normal und bedürfen keinerlei Intervention.

Mit welchen körperlichen Veränderungen muss Ihr Kind in der Pubertät rechnen?

- Akne
- Vermehrte Schweißabsonderung
- Auftreten von Schambehaarung
- Achterbahnfahrt der Gefühle
- Eine Gewichtszunahme, die etwa 50 Prozent des späteren Gewichts als Erwachsener entspricht
- Runden von Hüften, Brüsten, Gesäß und Bauch bei Mädchen
- Einsetzen der Monatsblutung bei Mädchen
- Erster Samenerguss bei Jungen
- Zunahme der Muskelmasse bei Jungen, Verbreiterung der Schultern
- Eintreten des Stimmbruchs bei Jungen
- Wachstum von Penis, Hoden und Hodensack

Bei einer verfrühten Pubertät gilt es, auf die ersten körperlichen Anzeichen zu achten, die darauf hinweisen, dass bei Ihrem Kind eine hormonelle Umstellung stattfindet. Die erste Etappe bei den

KAPITEL 5

Mädchen ist häufig das Brustwachstum, während das Einsetzen der Menstruation in der Regel die letzte ist. Bei den Jungen setzt die Pubertät in der Regel mit der Vergrößerung der Hoden ein und endet mit der Zunahme der Körperbehaarung.

Wenn Sie Anzeichen einer verfrühten Pubertät erkennen, können Sie Ihrem Kind erklären, was in seinem Körper vorgeht und einen Arzt hinzuziehen. Das hilft Ihnen einzuschätzen, ob auch andere Bereiche davon betroffen sind, und die richtige Entscheidung im Hinblick auf das weitere Vorgehen zu treffen. Manche Eltern beschließen, einen Endokrinologen hinzuzuziehen, um das Fortschreiten der Pubertät zu verlangsamen, indem sie auf hormoneller Ebene einschreiten. Bestätigt die ärztliche Untersuchung, dass die Gesundheit des Kindes nicht beeinträchtigt ist, entscheiden andere Eltern sich hingegen eher dafür, an der sozialen und familiären Anpassung an diese Besonderheit zu arbeiten.

Wenn diese verfrühte Entwicklung vermehrt und bei mehreren Personen in der Familie auftritt, können Sie Ihrem Kind helfen, den Einfluss dieser genetischen Disposition zu verstehen und ihm Beispiele von Menschen nennen, die es kennt und die das Gleiche durchlebt haben.

Wenn Ihr Kind feststellt, dass sein Körper sich in einem anderen Rhythmus verändert als der seiner Altersgenossen, vermeiden Sie es, seine Beobachtungen kleinzureden oder zu verneinen. Auch wenn die Absicht dahinter ist, es zu beruhigen, hieße das, seine Gefühle angesichts der Situation nicht ernst zu nehmen. Pflichten Sie ihm bei, indem Sie seine Gefühle anerkennen, und helfen Sie ihm bei der Einschätzung der Dinge. Erinnern Sie Ihr Kind daran, dass die anderen es in einigen Jahren einholen werden.

Über das Thema Sexualität sprechen
Die verfrühte körperliche Entwicklung geht oft einher mit dem Auftreten sexueller Avancen oder Kommentare vonseiten etwas älterer Jugendlicher. Diese Art Aufmerksamkeit kann verwirren, denn ein Kind, das einen frühreifen Körper hat, hat nicht unbedingt die nötige Reife, um solche Situationen zu steuern. Sogar Lehrer und Eltern können sich täuschen und ein »erwachseneres« Verhalten voraussetzen als das, zu dem das Kind fähig ist, und zwar allein auf Grundlage seiner körperlichen Erscheinung.

Falls Ihr Kind verfrüht in die Pubertät kommt, können Sie ihm helfen, die fehlende Übereinstimmung zwischen dem Aussehen seines Körpers und seinem wahren Alter zu verstehen. Sprechen Sie die Tatsache an, dass es durchaus normal ist, sich nicht bereit für die gleichen Erfahrungen zu fühlen wie ältere Freunde. Bringen Sie ihm bei, sich abzugrenzen, indem Sie Rollenspiele mit ihm machen, damit es sich in der Lage fühlt, Nein zu sagen, sollte es zu Unternehmungen aufgefordert werden, zu denen es sich nicht bereit fühlt.

Als Eltern muss man jedoch bereit sein zu akzeptieren, dass zu einer verfrühten Pubertät auch das Risiko gehört, dass Ihr Kind verfrühte sexuelle Erfahrungen macht. Deshalb ist es die Aufgabe aller Eltern, mit ihren Kindern über das Thema Sexualität zu sprechen, und zwar vermutlich früher, als man es sich vorstellen oder wünschen würde! Aber es ist immer besser, sein Kind auf diese neuen Erfahrungen und die damit verbundene Verantwortung vorzubereiten, als es orientierungslos allein zu lassen.

Sexuellen Übergriffen beugt man vor, indem man darüber redet. Sie haben dieses Gespräch mit Ihrem Kind vermutlich vor einer Weile geführt, doch die gleichen Grundsätze gelten auch in der Pubertät, und es ist nie verkehrt, darauf zurückzukommen:

- *»Im Innern hast du eine kleine Alarmglocke, die in einer unangenehmen Situation ausgelöst wird.«* Erklären Sie Ihrem Kind (noch einmal), dass es das Recht darauf hat, sich in bestimmten Situationen unwohl zu fühlen, und dass es auf dieses Gefühl achten muss.
- *»In unserer Familie gibt es keine Geheimnisse.«* Falls nötig, erklären Sie Ihrem Kind noch einmal den Unterschied zwischen einer »Überraschung« (ein vorübergehendes Geheimnis, das sich aus einer guten Tat oder Absicht ergibt, die man gegenüber jemandem hat, zum Beispiel, wenn man eine Geburtstagsüberraschung vorbereitet) und einem Geheimnis, das uns belastet, isoliert und traurig macht.
- *»Dein Körper gehört dir!«* Erinnern Sie Ihr Kind daran, dass niemand seinen Körper ohne seine Einwilligung berühren darf, vor allem nicht im Intimbereich. Wenn es in eine Situation kommt, in der es sich unbehaglich fühlt, sollte es schleunigst mit einem Erwachsenen darüber sprechen. Erklären Sie ihm auch unbedingt, dass es in einem solchen Fall nie geschimpft oder bestraft wird, denn es ist ja nicht sein Fehler!

Mit Gefühlen umgehen lernen

Wenn man bedenkt, dass Kinder, die mit ihren Gefühlen und mit Stress weniger geschickt umgehen, der Pubertät hilfloser ausgeliefert sind, ist es wichtig, dass man ihnen hilft, sich so früh wie möglich eine ganze Reihe von Maßnahmen zurechtzulegen, um mit ihren Launen klarzukommen.

Außerdem halten manche Eltern die Achterbahnfahrt der Gefühle bei ihren jugendlichen Kindern nur schwer aus. Das kann also auch für beide Seiten ein Mittel sein, Gespräche in weniger gereizter Stimmung in Gang zu bringen. Wenn es gelingt, die eigenen Gefühle zusammen mit den Eltern zu benennen, fühlt sich das Kind angesichts der Vielfalt an starken Emotionen, die es an einem einzigen Tag durchlebt, nicht zu hilflos. Übrigens kann es angesichts der Plötzlichkeit und der Heftigkeit seiner Gefühle genauso überrascht sein wie seine Eltern. Denn die hormonellen Umstellungen führen zu emotionalen Umwälzungen, die zwar ganz normal, aber nicht leicht nachzuvollziehen sind. So, wie Ihr Kind Sie brauchte, um gehen und essen zu lernen, braucht es Sie, um zu lernen, wie es seine heftigen, wechselhaften Stimmungen besser steuert.

Gefühle: manchmal störend, aber immer notwendig!

Nehmen Sie sich die Zeit, Ihrem Kind zu erklären, dass Gefühle wichtig sind. Sie sind da, um uns zu beschützen, und sie erlauben uns, auf unsere Bedürfnisse zu reagieren. Deshalb sollte man sie nicht unterdrücken; es geht darum, die Botschaft, die dahintersteht, zu erkennen und sich zum eigenen Wohl anleiten zu lassen!

Urteilen Sie nicht über die Gefühle Ihres Kindes. Sie würden damit bei ihm nur ein Schuldgefühl auslösen, durch das die Emotion nur verstärkt wird. Vergessen Sie nicht, dass Ihr Kind über Heftigkeit und Häufigkeit seiner Gefühle nicht entscheidet. Im Gegenteil, es leidet selbst am meisten darunter!

Hier einige Vorschläge, um Ihrem Kind zu helfen:

Bitten Sie es, sein Gefühl anhand der folgenden Bilder zu benennen:

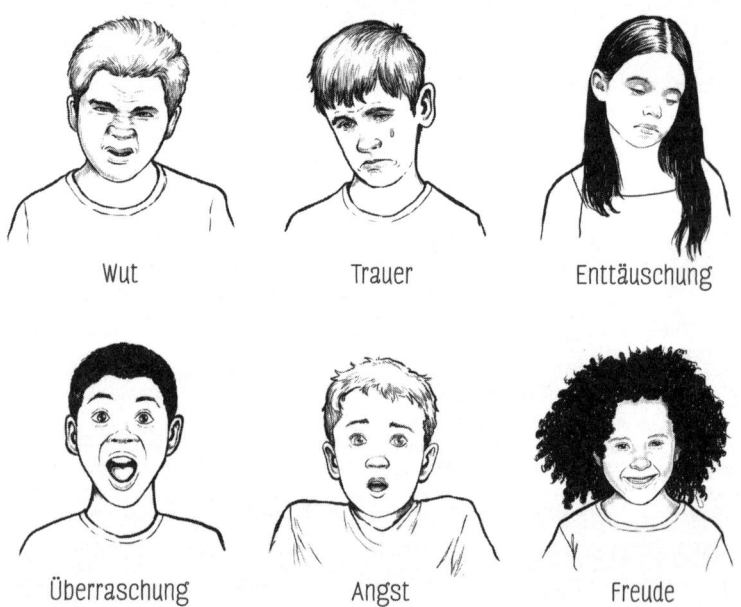

Die Gefühle anerkennen
Sagen Sie zum Beispiel zu Ihrem Kind: »Ich verstehe, dass du enttäuscht bist, die Situation ist ja auch frustrierend«, ohne das Gefühl zu bewerten oder ein »Aber ...« hinzuzufügen.

Zeigen Sie ihm einfache Techniken, um sich gegenüber Gleichaltrigen oder auch Ihnen zu behaupten, wobei es seine negativen Emotionen auf adäquate Weise zum Ausdruck bringt. »Diese Selbstbehauptung besteht in der Fähigkeit, seine Gefühle, Gedanken und Meinungen direkt, aufrichtig und angemessen zu äußern und sowohl die eigenen Rechte als auch die der anderen zu wahren.«[92]

Hier einige Techniken der Selbstbehauptung,[93] die Sie verwenden können:

»Wenn du ... _____«,
(Darstellung des unerwünschten Verhaltens)

»dann fühle ich mich _____.«
(eigene Empfindungen mitteilen)

»Mir wäre es lieber, dass ... _____.«
(das gewünschte alternative Verhalten klar benennen)

Überzeugen Sie sich davon, dass Ihr Gegenüber die Nachricht wirklich verstanden hat. Fragen Sie, wie er/sie die Bitte aufnimmt, und erklären Sie Ihr Anliegen noch einmal, falls es falsch interpretiert wurde.

KAPITEL 5

Dem Kind zeigen, wie es sich beruhigen kann, wenn die Gefühle zu stark sind

Wut
Diese sehr heftige Emotion gibt uns Energie, doch manchmal muss sie auch beruhigt werden, damit das Kind sich besser mitteilen kann.

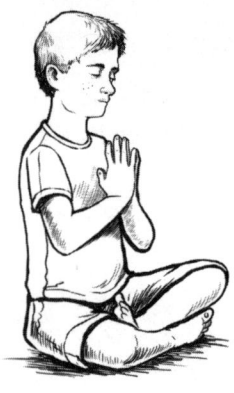

Atemtechniken: Eine tiefe Atmung hilft, das Nervensystem sanft zu beruhigen. Man atmet so tief wie möglich in den Bauch und tut dann so, als bliese man Geburtstagskerzen aus oder schieße eine Rakete ab. Mehrmals gemeinsam wiederholen.

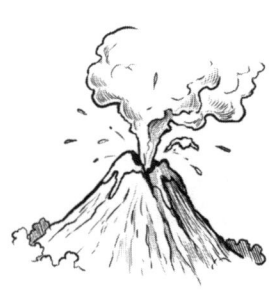

Der Vergleich mit dem Vulkan: Dem Kind helfen zu erkennen, wo die Wut sitzt, indem man sie mit der Lava in einem Vulkan vergleicht. Der Vulkan raucht, fängt an zu brodeln, oder explodiert! Das ermöglicht es dem Kind zu lernen, seine Wut zu erkennen, bevor sie ausbricht – und dann kann es sie auch in Worte fassen.

Die Wut herauslassen! In ein Kopfkissen zu brüllen oder auf ein Sofakissen oder einen Boxsack einzudreschen tut niemandem weh und befreit von allem, was sich angestaut hat!

Trauer

Diese Emotion, die häufig diskreter ist, lässt sich leichter in Begleitung ausleben.

Das Gefühl benennen: Bitten Sie Ihr Kind, sein Gefühl mit Worten zu beschreiben. Wenn es ihm schwerfällt, die Emotion in Worte zu fassen, kann es auch eine künstlerische Form wählen (zeichnen, malen, ein Gedicht schreiben). Dadurch können Sie dieses Gefühl auch besser bestätigen (siehe weiter oben). Es ist ganz wichtig, die Trauer seines Kindes nie ins Lächerliche zu ziehen.

Trost spenden: Mit einer zärtlichen Umarmung, einem Schmusetier (auch Teenies haben noch solche Trostspender!), dem Streicheln eines Haustiers oder durch Hören beruhigender Musik. Süßigkeiten oder Geschenke sollen vermieden werden, um die Gefühle zu besänftigen.

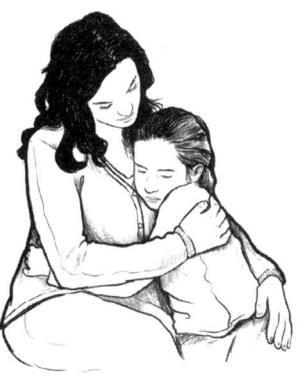

Die Trauer herauslassen! Tränen sind ein wundervolles Mittel, um sich Erleichterung zu verschaffen, und zwar bei Jungen wie bei Mädchen!

Angst/Ängstlichkeit

Dieses Gefühl ist überwältigend; da möchte man am liebsten die Beine in die Hand nehmen!

Fragen, warum das Kind Angst hat oder ängstlich ist: Das hilft Ihnen zu verstehen, was hinter diesem Gefühl steckt. Ist die Angst eindeutig gerechtfertigt, trösten Sie Ihr Kind.

Gemeinsam kurz recherchieren, ob online oder in Büchern, um herauszufinden, ob es wirklich einen Grund gibt, vor dem von Ihrem Kind Genannten Angst zu haben. Verlangen Sie nicht, dass Ihnen aufs Wort geglaubt wird.

Ist die Angst laut Ihrer Recherche unbegründet, *stellen Sie sich Schritt für Schritt und gemeinsam dieser Angst.* Hat Ihr Kind zum Beispiel Angst vor Fliegen, schauen Sie sich zuerst Fotos von Fliegen an, dann Videos, und schließlich lassen Sie eine ins Zimmer, bis Ihr Kind in der Gegenwart dieser Tiere keine Angst mehr hat. Beglückwünschen Sie Ihr Kind zu seinem Erfolg!

> **Praxistipp**
>
> Aussagen, die Sie vermeiden sollten:
> »Nicht weinen, du darfst nicht weinen.«
> »Es gibt keinen Grund, Angst zu haben.«
> »Du bist doch kein Baby mehr, reiß dich zusammen!«

> **Elternfrage**
>
> »Was soll ich tun, wenn mein Kind Komplexe hat aufgrund der Veränderungen, die mit der Pubertät zusammenhängen (Akne, Körpergeruch, Schambehaarung etc.)?«

Es verunsichert in der Tat sehr zu sehen, wie das eigene Aussehen sich zu Beginn der Adoleszenz drastisch ändert! Im Falle der Akne kann man einen Hautarzt zurate ziehen, sodass Sie die nötige Beratung bekommen, um Ihrem Kind dabei zu helfen, eine angemessene Hautpflege zu etablieren. Doch es ist auch wichtig, ihm zu erklären, dass diese Veränderungen auf Faktoren beruhen, die sich seiner Kontrolle entziehen: Gemeint ist die hormonelle Umstellung! Dass es sich um eine vorübergehende Phase handelt und dass es wichtig ist, sich mit verschiedenen Bereichen seines Lebens zu befassen, die ihm ermöglichen, sein Selbstwertgefühl zu etablieren – und dass nicht nur sein Aussehen zählt. Zum Beispiel gibt es die Kunst und die Kreativität, den Sport, die Informatik, ehrenamtliches Engagement etc.

Abschließend lässt sich sicherlich sagen, dass die Pubertät eine intensive und harte Phase für uns Eltern ist, aber mehr noch für unsere Kinder! Trotz der Achterbahnfahrten sollten wir in diesem heiklen Abschnitt darauf achten, ob es zur Entwicklung von Essstörungen kommt, um darin die Hilferufe der Kinder zu erkennen, die nicht immer in der Lage sind, sich so verständlich zu machen, wie wir es gern hätten. Wir sind für sie das einzige stabile Element im Gegensatz zu all den internen und externen Elementen in Aufruhr.

Kapitel 6

Das Teeniealter – Körper und Umwelt
in Aufruhr!

Als entscheidende Etappe für die Entwicklung der Persönlichkeit und der sozialen Identität ist die Adoleszenz ein extrem anfälliger Lebensabschnitt, in dem das Körperbild Anlass zu übermächtigen Sorgen geben kann. Als Gesellschaft und mehr noch als Eltern haben wir unsere Rolle zu übernehmen, um den Jugendlichen dabei zu helfen, besser mit ihrem Körper klarzukommen. Durch die Werte und die Überzeugungen, die wir den jungen Menschen vermitteln, kann man sie dazu bringen, ein Verständnis zu entwickeln, das entweder von Mitgefühl geprägt ist oder von Vorurteilen gegenüber sich selbst und ihren Altersgenossen.

Obwohl Komplexe Jugendlicher in Bezug auf ihren Körper verschiedene Aspekte ihres Aussehens betreffen können, wird die Angst vor dem Dickwerden in diesem Alter am häufigsten erwähnt, insbesondere bei Mädchen. Woher aber kommt der Glaube dieser Jugendlichen, Übergewicht sei das Schlimmste, was ihnen zustoßen könne?

KAPITEL 6

Körperfettphobie und »Fat Shaming«

Haben Sie schon einmal den Begriff »Grossophobie« gehört? Den verwendet die französische Autorin Gabrielle Deydier in ihrem Buch *On ne naît pas grosse (Keiner wird dick geboren)*. Darin prangert sie die Verachtung an, die man ihr gegenüber wegen ihres Übergewichts an den Tag legt. Der Ausdruck *Grossophobie*, also Körperfettphobie, bezeichnet das diskriminierende Verhalten, dem Übergewichtige in der Gesellschaft ausgesetzt sind.

Eine aktuelle Studie[94] zeigt, dass Menschen mit Übergewicht in der Gesellschaft ständig kleinen Sticheleien ausgesetzt sind, und zwar aufgrund der irrigen Annahme, der zufolge ihr Gewicht repräsentativ für ihren Gesundheitszustand sei und damit das Ergebnis ihrer schlechten Angewohnheiten und ihres mangelnden Willens. Die Autoren dieser Studie behaupten, dass diese Diskriminierung bis ins Gesundheitswesen reiche, wo adipöse Patienten von den Ärzten, die sie aufsuchen, regelmäßig erniedrigende Kommentare zu ihrem Gewicht zu hören bekommen. Die Ärzte verhalten sich angeblich so, um ihre Patienten zum Abnehmen zu ermuntern. Stattdessen erniedrigen sie die Patienten aber eher und machen ihnen ein schlechtes Gewissen. Es werden sogar Fälle erwähnt, in denen es zu einer falschen Diagnose kam, weil der fragliche Arzt davon ausging, dass das Übergewicht für den Großteil der Symptome verantwortlich sei, die beim Termin angegeben wurden. Angesichts dieser Tatsachen kann man sich die Konsequenzen für die übergewichtigen Betroffenen leicht ausmalen: zum Beispiel die nachlassende Motivation, auf seine Gesundheit im Allgemeinen zu achten, die Versuchung, nicht zwingende Arztbesuche wie Vorsorgeuntersuchungen zu meiden, die Neigung, drakonische Maßnahmen zur Gewichtsreduktion zu ergreifen wie eine Magenverkleinerung, Diäten oder die Einnahme von Medikamenten zum Zweck der Gewichtsreduktion, obwohl das Leben der betroffenen Person nicht gefährdet ist.

Andere Forscher[95] haben beobachtet, dass das Risiko physiologischer Deregulierung (Fett- und Glukosestoffwechsel, der Stoffwechsel allgemein, Entzündungswerte etc.) bei übergewichtigen Personen um das Zweifache erhöht ist, wenn sie aufgrund ihres Gewichts diskriminiert werden. Diese Studie zeigt, wie wichtig es ist, gegen Vorurteile aufgrund des Körpergewichts vorzugehen, um die Lebenserwartung von Menschen mit Adipositas zu erhöhen.

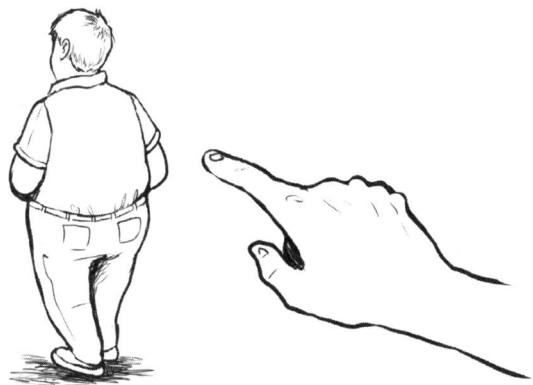

Viele übergewichtige Patienten haben mir erzählt, dass sie schräg angesehen werden, wenn sie sich im Laden eine Leckerei kaufen oder im Restaurant etwas anderes bestellen als ein eindeutig gesundes Gericht. Eine Patientin vertraute mir sogar an, dass sie beim Joggen von Autofahrern beschimpft wurde. Eine andere berichtete mir von einem Vorstellungsgespräch, bei dem man sie explizit darauf hingewiesen habe, dass die ausgeschriebene Stelle nichts für Faule sei und dass sie nicht dem Profil entspreche, obwohl ihr Lebenslauf vorbildlich war. Diese Diskriminierung Übergewichtiger kommt einer Hexenjagd gleich und trägt nicht dazu bei, die körperliche und seelische Gesundheit der Bevölkerung zu verbessern. Und vor allem beeinflusst sie Kinder und Jugendliche.

Übergewicht und Adipositas: Reden wir Klartext

Wie wäre es, einmal ganz grundsätzlich und aufrichtig über unsere Wahrnehmung adipöser und übergewichtiger Menschen nachzudenken, indem wir uns einige Fragen stellen und dabei einige Fakten berücksichtigen?

Fakt Nr. 1
Keine Studie konnte bisher zeigen, dass Diäten mittel- oder langfristig die gewünschten Ergebnisse bringen. In der Regel ist es so, dass eine Diät über kurz oder lang wieder zu einer Gewichtszunahme führt, und der Betroffene wiegt schlussendlich mehr als vor der Diät.
Folglich ... Warum also jemanden verurteilen, der übergewichtig ist, wenn er in der Öffentlichkeit etwas anderes als einen Salat oder Diätkost isst?

Fakt Nr. 2
Spaß ist auf lange Sicht der entscheidende Faktor beim Sport.
Folglich ... Wenn Übergewichtige lächerlich gemacht werden, sobald sie Sport treiben, wie können sie sich dann genügend motivieren, um weiterzumachen?

Fakt Nr. 3
Noch keine Studie hat einen Zusammenhang zwischen Übergewicht und Faulheit gezeigt, oder zwischen Übergewicht und einem unterdurchschnittlichen Intelligenzquotienten.
Folglich ... Wie komme ich auf die Idee, dass ein Mensch mit Übergewicht faul ist? Weniger intelligent? Ungepflegt? Worauf beruhten diese Urteile? Werden meine persönlichen oder beruflichen Entscheidungen davon beeinflusst?

Fakt Nr. 4
Verschiedene Studien[96] belegen, dass Menschen mit einem leichten Übergewicht länger leben.
Folglich ... Es gibt keine Grundlage dafür anzunehmen, dass ein übergewichtiger Mensch nicht gesund sei.

Kennen Sie *Fat Talk* oder *Fat Shaming*? Das sind Begriffe, die unter Jugendlichen sehr verbreitet sind. Dabei geht es darum, das Gewicht oder das Körperbild eines übergewichtigen oder adipösen Menschen lächerlich zu machen. Auch der Begriff *Body Shaming* (die Erniedrigung des Körpers) wird verwendet. In diesem Fall richtet sich die Erniedrigung gegen alle Körpereigenschaften, die im sozialen Kontext lächerlich gemacht werden können, wie Cellulite, Dehnungsstreifen, eine kleine Brust, bestimmte Rundungen, Beschaffenheit oder Farbe der Haare, eine große Nase und so weiter und so fort.

Beim *Fat Shaming* mitmachen bedeutet, übergewichtige Menschen zu stigmatisieren und zu diskriminieren und damit das Verständnis zu stärken, dass es nur ein einziges Schönheitsideal gibt.

Elternfrage

»Meine jugendliche Tochter hat laut unserem Arzt leichtes Übergewicht. Ich habe vor, sie auf Diät zu setzen. Ist das eine gute Idee?«

Kurzantwort: Nein.

Ich lege Ihnen dringend nahe, der Versuchung zu widerstehen, ihre Ernährung umzustellen oder ihr zu suggerieren, ihr Körper sei nicht in Ordnung so, wie er ist. Wenn Ihre Tochter sich die meiste Zeit ausgewogen ernährt und von Zeit zu Zeit Süßigkeiten oder Knabbergebäck zu sich nimmt (vergleiche Kapitel 4), ist es nicht nötig einzuschreiten. Kommentieren Sie ihr Körperbild auch nicht direkt oder indirekt. Leichtes Übergewicht heißt nicht automatisch, bei schlechter Gesundheit zu sein. Wollen Sie dennoch ihren Allgemeinzustand verbessern, können Sie ihr Zugang zu Aktivitäten ermöglichen, die das Wohlbefinden begünstigen: Sport, bei dem nicht der Leistungsgedanke zählt, künstlerische oder musikalische Aktivitäten etc. Sie können auch den Umgang ihrer Tochter mit Gefühlen schulen, indem Sie ihr helfen, die Emotionen zu benennen, die sie hat, wobei Sie ihr vorurteilsfrei zuhören. Bieten Sie ihr auch professionelle Hilfe an, wenn Sie sich Sorgen machen. Manchmal ist es für Jugendliche leichter, sich einem Erwachsenen anzuvertrauen, der neutral ist und bei dem man weniger Angst hat, ihn zu enttäuschen.

Wenn Ihr Kind vorhat, eine Diät zu machen, klären Sie es über die Nutzlosigkeit derselben auf, indem Sie es beispielsweise auf Fakt 1 von Seite 128 hinweisen.

Der statistischen Behörde Kanadas *(StatCan)* zufolge lagen die Verkaufszahlen für Kosmetika 2017 weltweit bei über 400 Milliarden US-Dollar. 2014 hat die Schlankheits- und Schönheitsindustrie mehr als sechs Milliarden US-Dollar umgesetzt, und diese Zahl dürfte 2019 auf über acht Milliarden steigen. Dieser extrem lukrative Industriezweig hat jedoch laut der Gesundheitsbehörde von Québec die Wirksamkeit seiner Produkte nicht bewiesen, ob es sich nun um Cremes gegen Cellulite oder um Diätprodukte handelt.[97]

KAPITEL 6

Warum gibt es »Fat Shaming« unter Jugendlichen?

Mädchen machen in der Jugend und als junge Erwachsene beim *Fat Shaming* häufiger mit. Sie spüren den sozialen Druck, sich an dieser Art Gespräch zu beteiligen, wenn es in der Gruppe stattfindet.

Die Autoren einer weiteren Studie[98] weisen darauf hin, das Unterhaltungen rund um das Thema *Fat Shaming* angeblich ein Mittel sind, die Hilflosigkeit zu bewältigen angesichts des eigenen Körperbildes und der negativen Emotionen im Zusammenhang mit dem *Gefühl, dick zu sein* (oder der Angst vor dem Dickwerden). Demnach wäre es auch eine Hilfe, sich als Teil einer Gruppe zu fühlen und nicht von der Norm abzuweichen, wenn diese vorsieht, sich herabzuwürdigen.

Beispiele für Aussagen im Zusammenhang mit »Fat Shaming«:

»Ich bin ja so fett.«
»Mal ehrlich, sie müsste mehr auf sich achten.«
»Ich hab' solche Angst davor, dick zu werden.«
»Du musst noch dein Bäuchlein verlieren.«
»Du solltest mal die XYZ-Diät ausprobieren, die ganz neu ist, du musst dir einen Ruck geben!«

»Schade eigentlich, du hast so ein hübsches Gesicht.«
»Ich müsste öfter ins Fitnessstudio gehen, mein Hintern ist so dick.«

Die Adoleszenz ist eine Phase, in der das Bedürfnis nach Anpassung sehr groß ist. Daher ist es leicht zu verstehen, warum es Jugendlichen von vornherein schwerfällt, sich dieser Art Gespräch zu widersetzen. Insbesondere in einem Kulturkreis, der vom Schlanksein besessen ist und Menschen mit Übergewicht herabsetzt und offen verurteilt.

In manchen Familien gehört es infolge der Erziehung und der übermittelten Werte zum guten Ton zu behaupten, dass es nicht angemessen sei, von unseren Erfolgen zu sprechen oder Dingen, auf die wir stolz sind, seien es nun die eigene Beliebtheit, Geld, gutes Aussehen oder Intelligenz. Zu zeigen, dass man eine gute Meinung von sich hat, wird mit Angeberei gleichgesetzt. Wenn ein Mensch offen bekennt, zufrieden mit seinem Körper zu sein, wird das in der Regel negativ aufgenommen; er gilt dann als narzisstisch oder von sich selbst eingenommen.

Wer auf diese Weise argumentiert, vermittelt unseren Jugendlichen zweierlei: Schlanksein ist sehr wichtig, aber selbst wenn unser Körper uns gefällt, muss man ihn dennoch abwerten und kritisieren, um von der Gesellschaft akzeptiert zu werden. Welch fruchtbarer Boden für die Entstehung einer Essstörung!

Praxistipp

Einige Vorschläge, um bei seinen jugendlichen Kindern die Entwicklung eines positiven Körperbildes zu fördern:

1.
Diskutieren Sie mit Ihrem Sohn/Ihrer Tochter offen über die normativen Darstellungen durch Medien und Gesellschaft, denen zufolge der weibliche Körper ein Objekt ist. Beteiligen Sie sich an der Ausbildung einer kritischen Perspektive gegenüber dem Körperbild, das in den Medien angepriesen wird, und an der Zurückweisung unrealistischer Körperideale.

Wie gehen Sie vor?
Indem Sie Ihr Kind befragen, und vor allem, indem Sie sich seine Meinung zu den Vorkommnissen und Dingen in seinem Umfeld anhören (Schule, Arbeit, Sport, Kontakt mit anderen Erwachsenen etc.), die dazu führen, dass es sich in Bezug auf sein Körperbild und sein Gewicht schlecht fühlt. Urteilen Sie nicht, seien Sie offen.

✱

Indem Sie gemeinsam nach einer Lösung suchen und sich aktiv wehren, um direkt darauf Einfluss zu nehmen, was Ihr Kind in seinem Umfeld stört. Sei es, dass Sie eine Petition auf die Beine stellen, einen Beschwerdebrief schreiben oder von der Schulleitung verlangen, dass ein staatliches Programm zur Prävention von Essstörungen angeboten wird, denn die Schule ist der Dreh- und Angelpunkt beim Widerstand und beim Protest.

2.
Werben Sie für Gleichberechtigung, und machen Sie sich stark für eine »Nulltoleranz« gegenüber Mobbing. Kurz gesagt: Mit dem *Fat Shaming* ist Schluss!

Wie gehen Sie vor?
Indem Sie dem Jugendlichen beibringen, sich gegenüber seinesgleichen zu behaupten. Sie können ihm dazu einige Beispiele zur Selbstbehauptung nennen, die sich an folgenden Aussagen orientieren:

✳

»Es macht mich traurig, über das Gewicht dieser Person zu sprechen. Keiner von uns will, dass so über ihn gesprochen wird. Wollen wir nicht lieber über das letzte Buch sprechen, das ich gelesen habe? Das war nämlich wirklich interessant!«

✳

»Ich verstehe ja, dass jeder Bereiche seines Körpers hat, die ihm weniger gefallen, aber man sollte nicht perfekt sein müssen, um als schön zu gelten. Wir sind doch mehr als nur Körper, wir sind keine Objekte!«

3.
Ermutigen Sie Ihr Kind, seine Identität zu entwickeln, ohne sich dabei auf sein Aussehen zu stützen.

Wie gehen Sie vor?
Indem Sie die Einzelheiten seiner Persönlichkeit in den Vordergrund stellen oder seine Kenntnisse, seine Kreativität, seine Sportlichkeit, etc.

4.
Legen Sie den Schwerpunkt auf die Funktionalität seines Körpers, darauf, was dieser leisten kann, statt auf sein Aussehen.

Wie gehen Sie vor?
Indem Sie Ihr Kind dazu ermutigen, Sportarten zu treiben, die ihm gefallen, die weder typisch männlich noch typisch weiblich sind, und bei denen die Leistung nicht im Zusammenhang mit dem Gewicht steht.

Der Feminismus: ein Teil der Lösung

Dieses Schlagwort kommt zur Zeit allen über die Lippen, sobald es um die Prävention von Essstörungen geht: der Feminismus.

Forschern zufolge, die sich für den Einfluss der feministischen Perspektive auf das Körperbild interessierten, besteht die allgemein anerkannte Definition einer feministischen Person darin zu »erkennen, dass es Diskriminierung von Frauen gibt, sich zugehörig zum Schicksal der Frauen als Gruppe fühlt und zusammen mit den anderen daran arbeiten will, den Status der Frau zu verbessern«[99].

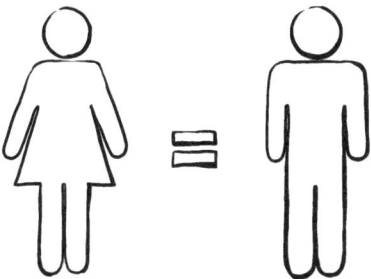

Der Feminismus setzt also nicht voraus, Männer zu unterdrücken oder ihre Rolle herabzusetzen, wie manche Kritiker verächtlich meinen. Vielmehr geht es darum, eine Lücke zu schließen und die Mittel zur Gleichstellung an die Hand zu bekommen. Aber ist der Feminismus nicht eher ein persönlicher Wert, statt ein Mittel der Prävention? Wie es scheint, ist er beides! In der Tat zeigen verschiedene Studien, dass eine feministische Orientierung hilfreich ist, um der Entstehung von Essstörungen vorzubeugen,[100] insbesondere während der Jugendjahre.

KAPITEL 6

Wie unterstützt der Feminismus die Vorbeugung und Behandlung von Essstörungen?

Da Essstörungen schwerwiegende Folgen für die Gesundheit der Betroffenen haben können, zielt ihre Behandlung häufig auf die Verringerung dieser Risiken; hierbei handelt es sich um das medizinische Modell. Letzteres war im Lauf der Jahre Ziel diverser Kritiken,[101] denn es berücksichtigt weder die psychologische Dimension noch den sozialen Druck, dünn zu sein, der auf die Frauen ausgeübt wird. Im medizinischen Modell werden die Frauen eher als unfähig dargestellt, ihr Problem in die Hand zu nehmen. Deshalb konzentriert es sich auf auf die Frage, ob man isst oder nicht.

Kommt die feministische Perspektive ergänzend zur Behandlung hinzu, kann man dem Gesamtbild dadurch ein wesentliches Element hinzufügen: den unterschwelligen soziokulturellen Aspekt. Da die Adoleszenz ein entscheidender Schritt für die Ausbildung der Identität und der Persönlichkeit ist, kann die Verinnerlichung feministischer Werte einen Wendepunkt für die weitere Entwicklung der geistigen Gesundheit einer jungen Frau darstellen.

Forscher haben gezeigt,[102] dass Mädchen, die sich als feministisch sehen, besser in der Lage sind, Sexismus zu erkennen und zu entlarven. Außerdem sollen sie nicht so angreifbar für die Objektivierung der Frau (also die Tatsache, dass der weibliche Körper als sexuelles Objekt wahrgenommen wird) und den sozialen Druck hinsichtlich des Schlankheitsideals sein. Laut den Autoren sollen Mädchen, die sich als Feministinnen bezeichnen, ihre Identität eher auf ihrer Persönlichkeit aufbauen, statt auf ihrem Aussehen.

Malalas Beispiel

Malala Yousafzai, die für die Rechte der Frauen kämpft und den Friedensnobelpreis bekommen hat, betont in ihren zahlreichen öffentlichen Ansprachen immer wieder, dass die Extremisten, die den Nordwesten Pakistans terrorisieren, die Unabhängigkeit und die Macht der Frauen kontrollieren, indem sie ihnen den Zugang zu Bildung untersagen und die Verheiratung junger Mädchen fördern, die noch nicht volljährig sind. Das verdammt die Frauen dazu, zu Hause zu bleiben, und vereitelt den Zugang zu finanzieller Unabhängigkeit sowie die Möglichkeit, freie Entscheidungen zu treffen. In zahlreichen Ländern werden die Frauen noch immer in einem Zustand der Unterwerfung gehalten, was ihnen einen sozialen Status verleiht, der dem eines Kindes gleichkommt. Malala ist ein Vorbild, dessen Entschlossenheit und Integrität jeden inspirieren. Warum also nicht einmal ihre Geschichte dazu nutzen, um mit Ihrem Kind oder Ihrem Jugendlichen über Ihre familiären Werte zu diskutieren?

Embodiment

Die Psychologin Dr. Niva Piran und ihre Kollegen haben eine über zwanzig Jahre währende Forschung auf die Beine gestellt, die in der Theorie zum *Embodiment* mündete. Dieses Konzept wird definiert[103] durch die Überkreuzung der Erfahrungen, die unser Körper beim Interagieren mit der Umwelt erlebt, und die Ausformung dieser Erfahrungen angesichts der sozialen und zwischenmenschlichen Faktoren um ihn her. Vereinfacht gesagt, bezeichnet der Begriff *Embodiment* die Erfahrungen des Körpers in seinem Umfeld. *Embodiment* lebt man, wenn man die Bedürfnisse seines Körpers und dessen Fähigkeiten respektiert (Grenzen und Eigenschaften des Körpers), wenn man sich der Wirkung (des Einflusses) bewusst ist, den der eigene Körper auf uns und andere hat, und wenn man diesen Körper unter dem Aspekt der Funktionalität (was ermöglicht er uns, statt zu schauen, wie er aussieht) und als persönlichen Ort betrachtet.

Dank dieser Theorie kann man die sozialen Faktoren besser nachvollziehen, die dazu führen, den Körper als fügsames Objekt zu begreifen, das anderen nützlich ist. Diese Faktoren schaffen auch das »soziale Korsett«, welches verhindert, dass Frauen Männern gleichgestellt werden. Ohne dieses Korsett hätte man demnach Zugang zu einer größeren körperlichen und geistigen Freiheit, genau wie zu mehr sozialem Einfluss.

Die Untersuchungen von Dr. Piran basieren auf Gesprächen mit mehr als 1500 kanadischen Mädchen und Frauen. Für ihre Forschungsarbeit hat Dr. Piran sich die Zeit genommen zu erfahren, welche Vorkommnisse einen Einfluss darauf hatten, wie die Teilnehmerinnen sich angesichts ihres Körpers fühlten. Mehrmals hat sie zusammen mit den Teilnehmerinnen konkrete Maßnahmen entwickelt, um diese Elemente in ihrem Umfeld direkt zu beeinflussen. Entscheidend für ihre Studien war es, den Mädchen eine Stimme zu verleihen, um »das System zu verändern«, indem sie beispielsweise dazu beitrug, die Politik an ihren Schulen zu verändern. Indem sie die Wahrnehmung der Frauen anhörte, anerkannte und respektierte, und indem sie konsequent und ganz direkt in ihrem Umfeld intervenierte, schien es möglich, der Entstehung von Essstörungen vorzubeugen. Zum Beispiel erlaubte das Tragen nicht einengender und nicht körperbetonter Kleidung es den Teilnehmerinnen, weiterhin Sportarten zu betreiben, bei denen sie sich ihrem Körper gegenüber kompetent fühlten.[104] Im Schlusswort zu ihren Forschungen betont Dr. Piran, dass der Zugang zu Sportarten, bei denen nicht das Aussehen im Vordergrund steht, wie Yoga oder Wandern in freier Natur, eine vorbeugende Wirkung gegenüber Essstörungen haben soll. Diese Forschungen haben auch andere Strategien ins Blickfeld gerückt, die bereits in Kapitel 3 vorgestellt wurden. Dazu gehört auch die Entwicklung einer kritischen Haltung gegenüber den Medien.

KAPITEL 6

Identität und Hypersexualisierung

Um die Jahrtausendwende wurde man auf das Konzept der Hypersexualisierung von Jugendlichen aufmerksam, insbesondere von Mädchen. Die Körper junger Mädchen und Frauen werden durch die Medien exzessiv ausgebeutet. Sie werden regelmäßig als Objekte der Begierde dargestellt – zu merkantilen Zwecken. Dieses Phänomen ist bei jungen Mädchen so verbreitet, dass Schönsein Synonym für Sexysein ist.

Dadurch fühlen Jugendliche sich verpflichtet, bestimmte Lebensgewohnheiten zu übernehmen, um den Standards auf diesen Bildern zu entsprechen. Dazu gehören das Enthaaren, das Schminken und das Tragen von aufreizender Kleidung und Wäsche. Frausein in einer Konsumgesellschaft entspricht einem Dasein, das ganz auf den Blick der anderen ausgerichtet ist und sich darum dreht, den sexuellen Wünschen anderer Genüge zu tun. Bei einer Jugendlichen, die dabei ist, ihre eigene Sexualität zu erforschen, führt diese Ausrichtung auf andere zu einer Diskrepanz mit den eigenen Wünschen, den eigenen sexuellen Bedürfnissen und der Beziehung zum eigenen Körper. Letzterer müsste eigentlich der Maßstab für die Empfindungen sein, die eine Jugendliche wirklich bereit ist auszuprobieren. Da die Sexualerziehung häufig sowohl in der Schule als auch zu Hause zu kurz kommt, bleiben nicht mehr viele Bezugspunkte für eine von Respekt getragene Erforschung der Sexualität.

Angesichts dieser alarmierenden Erkenntnisse wurden verschiedene Präventivprogramme auf die Beine gestellt, darunter auch das Projekt *Outiller les jeunes face à l'hypersexualisation,* also *Jugendliche stark machen gegen Hypersexualisierung.* Es wird von der Sexualforscherin Dr. Francine Duquet geleitet, die eine Professur an der Universität von Québec in Montréal (UQAM) innehat.

Die Punkte, um die sich das Programm[105] dreht, sind die folgenden:
* Hypersexualisierung von Kleidung
* Stark sexuell konnotierte Verführung
* Verhalten und Sexspiele bei Partys und Tanzevents
* Das Phänomen der sogenannten *fuck friends*
* Die Banalisierung von Oralsex und bestimmter abseitiger Sexualpraktiken
* Erotikchats oder Sexchats
* Der Konsum von Cyberpornografie
* Der ausgeprägte Drang zu sexueller Leistung und explizit sexuellem Wissen

Interessant war im Rahmen der Studien auch zu sehen, was in den Augen Jugendlicher von zwölf bis 17 unter sexy Kleidung verstanden wird. Bei Mädchen wird der Begriff sexy in Verbindung mit Kleidung gebracht, die den Körper zur Schau stellt. Die allgemeine Wahrnehmung eines Mädchens, das sich sexy anzieht, ist negativ, also abwertend, und wird mit Pornografie und dem exzessiven Drang nach Aufmerksamkeit in Verbindung gebracht. Spricht man bei Jungen dagegen von »sexy«, ist ein eleganter Kleidungsstil gemeint, der ein positives Urteil hervorruft. Es handelt sich um ein Beispiel unter Hunderten für die Doppelmoral, die im

KAPITEL 6

Bezug auf Mädchen und Jungen herrscht. Es ist nicht schwer, von diesem Beispiel auf eine Vielzahl von Situationen zu schließen, die Mädchen im Jugendalter durchleben, und in denen es keine Kohärenz gibt zwischen dem im sozialen Umfeld vermittelten Bild, wie eine Frau zu sein hat, und der Verachtung, die einem Mädchen entgegenschlägt, sobald es dieser Norm der Hypersexualisierung entspricht.

Auch Jungen stehen den Medien nicht gleichgültig gegenüber, in denen der weibliche Körper als Objekt präsentiert wird. Das zeigen die Ergebnisse einer belgischen Studie, die vor Kurzem publiziert wurde.[106] Daran nahmen 496 Jungen teil, die im Schnitt elf Jahre alt waren. Die Forscher haben ausgewertet, welche Beziehung besteht zwischen dem Medienkonsum, der Wahrnehmung von Frauen als sexuellen Objekten und den Männern als Inhaber einer dominanten Rolle in sexueller Hinsicht. Sie heben hervor, dass es einen Zusammenhang gibt zwischen dem Konsum von Musikvideos im Fernsehen und einer verstärkten Wahrnehmung der Männer in sexuell dominanten Rollen. Sendungen für heranwachsende Jungen und Mädchen werden dagegen mit einer verstärkten Sicht der Frau als sexuellem Objekt in Verbindung gebracht. Diese Studie belegt den nicht zu vernachlässigenden Einfluss der Medien auf den Prozess der Sexualisierung von Kindern und den Risikofaktor, den die Wahrnehmung des Körpers als Objekt für Frauen darstellt, aber auch für die Dynamik der Liebe unter Jugendlichen selbst.

In der Folge haben Forscher in Belgien[107] 592 Jungen zwischen zwölf und 18 Jahren befragt, um einzuschätzen, ob der Konsum von Männermagazinen wie *Maxim* oder *Playboy* die Betrachtung von Frauen als Objekte verstärkte und die Ansichten über passende Verführungsstrategien veränderte. Die Autoren weisen darauf hin, dass die Jungen dem Körperbild und den sexuellen Partien von Mädchenkörpern umso mehr Bedeutung beimaßen, je öfter sie solche Zeitschriften lasen. Diese Objektivierung des weiblichen Körpers führte auch zu Verführungstechniken, die mehr auf das körperliche Aussehen zielten.

Deshalb ist es wichtig, sowohl zu Hause als auch in der Schule Jugendlichen im Hinblick auf die Sexualerziehung und die Objektivierung der Frau das nötige Rüstzeug mitzugeben, um Respekt und Gefühle (die eigenen und die der anderen) ins Zentrum des Handelns zu rücken.

Praxistipp

Hier einige Vorschläge, wie Sie das Thema Gleichberechtigung zwischen Mann und Frau Ihrem Jugendlichen gegenüber ansprechen können:

✶

Erkundigen Sie sich, ob er oder sie findet, dass die soziale Ungleichheit der Geschlechter normal sei. Ist es beispielsweise gerecht, dass in den meisten Berufsgruppen Frauen für die gleiche Arbeit weniger verdienen als Männer?

> ✳
>
> Ermutigen Sie Ihr Kind, Kleidung zu tragen, in der es sich frei bewegen kann, und nach Gutdünken zu essen, ohne sich in seinen Kleidern eingeengt zu fühlen. Seine Kleidung kann seine Persönlichkeit unterstreichen, ohne dem letzten Schrei in der Mode zu entsprechen.
>
> ✳
>
> Debattieren Sie darüber, wie ein Alltag aussehen könnte, in dem es keinen doppelten Standard mehr für Jungen und Mädchen gibt. Wie würde man ein Mädchen beurteilen, das seine Wut zeigt? Oder eines, das zahlreiche Sexpartner hat? Und was würde man über einen Jungen denken, der sich seiner sexuellen Erfahrungen rühmt?

Sexuelle Belästigung: ein Kontinuum der Gewalt

Sexuelle Belästigung ist ein besorgniserregendes Phänomen, das auch Einfluss auf das Körperbild und die Selbstachtung hat. Es ist Teil eines Kontinuums der Gewalt, das bis zu sexuellen Übergriffen gehen kann.

Sexuelle Belästigung hat schlimme Folgen. Sie kann dazu führen, dass Jugendliche sich selbst verletzen, an einer Essstörung erkranken, Depressionen bekommen oder ungeschützten Geschlechtsverkehr haben.[108] Im schulischen Umfeld sollen Gleichaltrige 79 % der Übergriffigen sein.[109]

Wenn sogar die Schule zum feindlichen Umfeld wird, wo der Körper einer Jugendlichen als sexuelles Objekt wahrgenommen und permanent belästigt wird, gibt es kein positives Umfeld mehr, in dem man in Sicherheit lernen kann. Daraus entsteht eine Situation der Ungleichheit, denn dadurch wird der freie Zugang bestimmter Mädchen oder Frauen zu Bildung eingeschränkt.

Was versteht man unter sexueller Belästigung?[110]

Ein diskriminierendes Verhalten, das unerwünschte und wiederholte sexuelle Avancen einschließt und negative Folgen für das Opfer hat.

Hier einige Beispiele für Verhaltensweisen, die man unter Jugendlichen beobachten kann und die eine sexuelle Belästigung darstellen:

- Gleichaltrigen einen homophoben Spottnamen verpassen (zum Beispiel »Sophie, die Lesbenschlampe« oder »Éric, die Schwuchtel«)
- In sozialen Netzwerken oder in der Schule Gerüchte mit sexuellen Anspielungen über andere Schüler in Umlauf bringen (»Die hat schon mit mehreren Jungs geschlafen« oder »Ich hab' Nacktfotos von ihr«).
- Drohungen aussprechen oder jemanden erpressen, wenn dieser Jemand sich weigert, an sexuellen Handlungen teilzunehmen (damit drohen, alle persönlichen Details preiszugeben, wenn sie sich weigert, ein Geschenk oder ein Getränk zu bezahlen; behaupten, dass Sex ein Liebesbeweis sei etc.)
- Jemanden ohne dessen Einverständnis berühren (auf den Po hauen, die Brust streifen, unerlaubte Umarmungen etc.)
- Jemandem ohne seine Einwilligung Fotos mit sexuellem Inhalt schicken.

Studien[111] zeigen, dass die sexuelle Belästigung unter Jugendlichen im Lauf der Zeit gewalttätiger geworden ist. Das beginnt mit der Vergabe von Spottnamen, dem Herunterlassen der Hose in der Öffentlichkeit und dem Schnippen mit BH-Trägern und reicht bis zu erzwungenem Oralsex auf der Toilette und Gruppenvergewaltigungen, sogenannten Gang-Bangs. Wie es scheint, finden die meisten sexuellen Belästigungen in der Schule statt. Die Studien deuten darauf hin, dass die Häufigkeit dieses Verhaltens von Schule zu Schule variiert. Sie ist abhängig vom Engagement der Lehrer und ihrer Fähigkeit, sexuelle Belästigung unter Schülern zu erkennen.

Offensichtlich bleiben auch Jungen davon nicht verschont. Laut einer aktuellen Studie[112] sind Jungen sexueller Belästigung in Form von schwulenfeindlichen Witzen und Spottnamen ausgesetzt, mit denen Gleichaltrige sie drangsalieren. Dadurch verstärkt sich das Bild eines einzigen Modells von Männlichkeit, wodurch sich der LGBT-Community (dieses englische Akronym steht für Lesben, Schwule, Bisexuelle und Transgender) kein sicheres schulisches Umfeld bietet. Diese Norm der sexuellen Belästigung scheint leider zwischen zwei Stühlen zu sitzen, da sie weder von den Präventivprogrammen gegen Mobbing noch denen gegen sexuelle Belästigung systematisch erfasst wird.

KAPITEL 6

Sexuelle Übergriffe

Zu den wesentlichen Elementen, die dazu beitragen, dem Auftreten von Essstörungen vorzubeugen, gehört auch ein sicheres Umfeld, das frei ist von sexuellen Übergriffen.[113]

Definition sexueller Übergriffe im kanadischen Strafgesetzbuch[114]

Es gibt drei Schweregrade im Zusammenhang mit sexuellen Vergehen:

Sexuelle Übergriffe, Stufe 1
Gewalttaten sexueller Natur, welche die sexuelle Integrität des Opfers verletzen. Ein sexueller Übergriff der Stufe 1 führt nicht oder kaum zu Körperverletzungen aufseiten des Opfers.

Sexuelle Übergriffe, Stufe 2
Sexuelle Übergriffe mit Waffengewalt, Drohungen oder Zufügen körperlicher Verletzungen.

Sexuelle Übergriffe, Stufe 3
Übergriffe, bei denen das Opfer verletzt, verstümmelt oder entstellt wird oder sein Leben in Gefahr ist.

Weitere Straftaten sexueller Natur:
- Sexuelle Kontakte mit Minderjährigen
- Anstiftung zu sexuellen Kontakten mit Minderjährigen

- Sexuelle Ausbeutung Minderjähriger
- Sexuelle Ausbeutung einer Person mit körperlicher oder geistiger Behinderung
- Inzest
- Handel mit Menschen oder Kindern
- Voyeurismus
- Herstellung, Verbreitung, Besitz von oder Zugang zu Kinder- und Jugendpornografie
- Kindern Zugang gewähren zu explizit sexuellem Material
- Verführung Minderjähriger mit Mitteln der Telekommunikation oder im Internet
- Virtuelle Verabredung, um an einem Kind ein Sexualvergehen zu verüben, oder die Verständigung darüber
- Exhibitionismus vor einem Kind
- Bedrohung und Belästigung
- Beschneidung
- Zuhälterei und Prostitution Minderjähriger

Einer Studie zufolge, die Untersuchungen aus 35 Ländern zusammenführt,[115] bestätigen zehn bis 30 % aller Frauen, durch den Partner Opfer sexueller Gewalt geworden zu sein. Insgesamt berichten zehn bis 27 % der Frauen und Mädchen von sexuellen Übergriffen.

Allein für 2015 verzeichnen die Statistiken des Ministeriums für öffentliche Sicherheit in Québec mehr als 5800 sexuelle Vergehen.[116]

KAPITEL 6

> 86,8 % der Opfer sind Frauen.
> 94,2 % der vermeintlichen Täter sind Männer.
> 32,9 % der Opfer waren zwischen zwölf und 17 Jahre alt.
>
> Die Gruppe der Jugendlichen ist am häufigsten von sexuellen Vergehen betroffen.

Wir müssen uns der Sexualerziehung unserer Jugendlichen annehmen und mit ihnen über dieses heikle Thema sprechen. Auch wenn das schwerfällt, ist es doch wichtig, Verantwortung zu übernehmen – nicht nur, damit die Jugendlichen sich angemessen schützen, sondern genauso sehr, damit sie fähig sind, ihre inneren Signale und ihren eigenen Weg zu respektieren (und von anderen respektiert werden). Die Unterstützung der Eltern ist wichtig, um Jugendlichen zu helfen, eine kritische Haltung einzunehmen und dem Druck von außen standzuhalten, ob er nun durch die Medien, Gleichaltrige oder die Pornoindustrie ausgeübt wird.

Man kann offen mit Jungen und Mädchen über sexuelle Übergriffe und sexuelle Belästigung sprechen. Erst einmal könnte man ja definieren, worum es sich dabei handelt, und ausloten, warum und wie sie dagegen vorgehen wollen, wenn ihnen oder ihren Altersgenossen so etwas zustößt.

Als Eltern sollten Sie auch darauf achten, das Universum zu kennen und zu verstehen, in dem sich Ihr Kind wahrscheinlich im Netz bewegen wird: Pornografie, Livesex vor der Webcam, Chatgruppen und Blogs, *Dirty Talk,* auch bekannt als *Sexting,* Fotos in sozialen Medien, etc.

Abschließend sei gesagt, dass es für manche Eltern ganz schön verstörend ist, an die körperliche Entwicklung und das Sexualleben ihrer Kinder zu denken. Diese Realität anzuerkennen ermöglicht ihnen aber auch, mit dem Universum ihrer Kinder in Kontakt zu bleiben – genau wie mit den Fragestellungen, denen sich die Kinder angesichts dieser Vielzahl an Erfahrungen und Möglichkeiten ausgesetzt sehen.

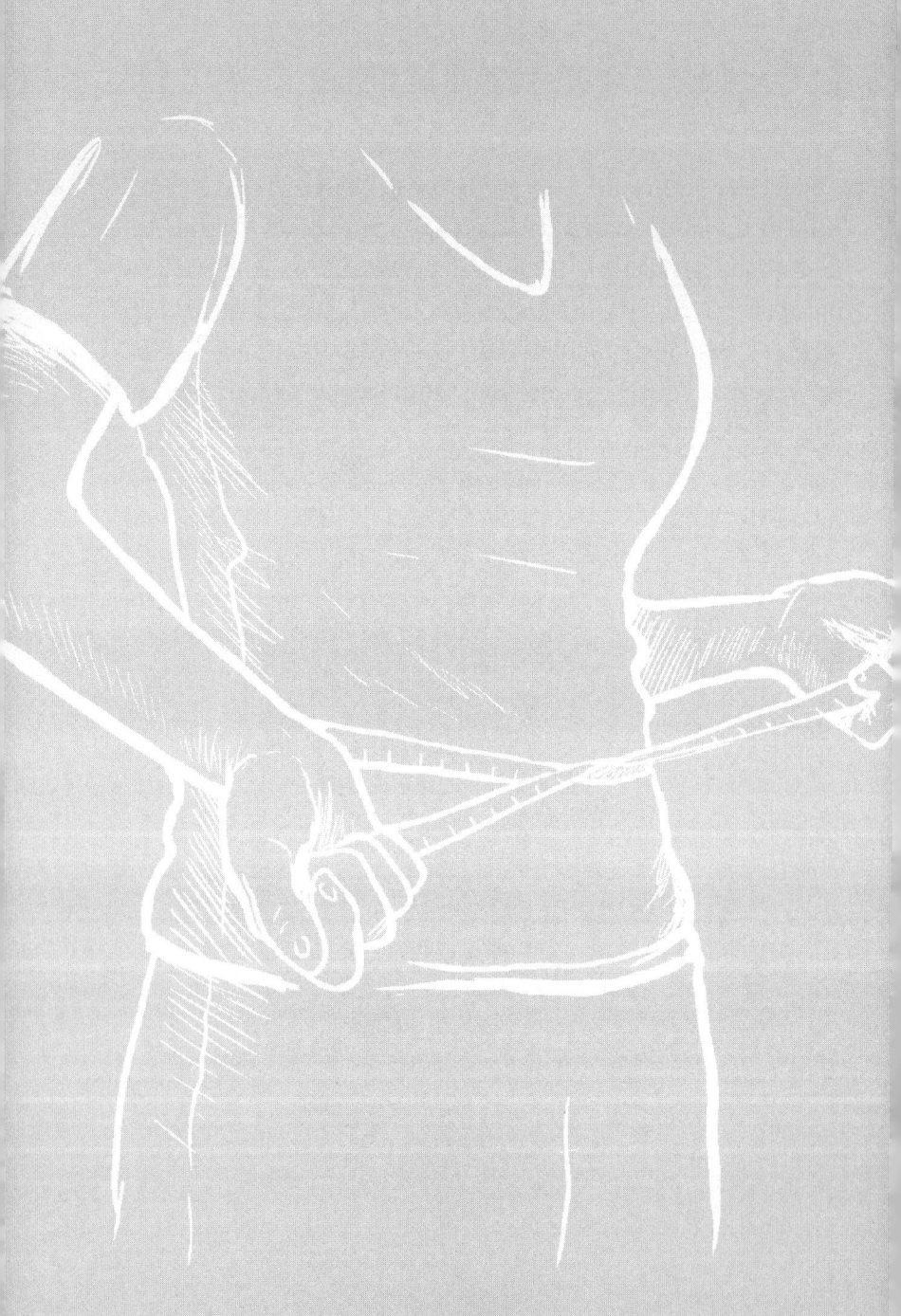

Kapitel 7

Wenn der Kummer übermächtig wird:
Essstörungen und
gestörte Nahrungsaufnahme

Vielleicht haben Sie mit der Lektüre dieses Buches begonnen, weil Sie vorhaben, einem Kind zu helfen (Ihrem eigenen oder einem anderen), oder weil Sie Fragen haben zu den Folgen bestimmter Essgewohnheiten in Ihrer Familie. Aufgrund der hier erlangten neuen Informationen fühlen Sie sich vielleicht stärker angesprochen, als Sie es vorgesehen haben, ob das nun ein Kind betrifft, das Ihnen am Herzen liegt, oder Sie selbst.

In diesem Kapitel lernen Sie drei Etappen kennen, die zur Früherkennung von Essstörungen dienen. Diese Anleitung ersetzt aber in keinem Fall die Einschätzung und Bewertung durch qualifizierte Fachleute. Ziel dieses Kapitels ist herauszufinden, ob Ihr Status quo oder der Ihres Kindes einer Behandlung oder Begleitung bedarf, die tiefer geht als dieses Buch.

KAPITEL 7

Erste Etappe: die objektive Befragung

Wenn Sie herausfinden wollen, ob Sie oder ein Jugendlicher an einer Essstörung leiden, füllen Sie beziehungsweise der/die Jugendliche den Fragebogen EAT-26 aus.

Wenn Sie herausfinden wollen, ob ein Kind zwischen 8 und 13 Jahren an einer Essstörung leidet, bieten Sie ihm an, den Fragebogen CH-EAT-26 auszufüllen (→ Seite 162).

Fragebogen zum Ernährungsverhalten -26 (EAT-26)[117]

1. Ich habe große Angst vor Übergewicht.

immer	meistens	oft	manchmal	selten	nie

2. Ich vermeide es zu essen, wenn ich hungrig bin.

immer	meistens	oft	manchmal	selten	nie

3. Das Thema Essen beschäftigt mich sehr.

immer	meistens	oft	manchmal	selten	nie

4. Ich hatte Essattacken, bei denen ich das Gefühl hatte, sie nicht unterbrechen zu können.

immer	meistens	oft	manchmal	selten	nie

5. Ich schneide mein Essen in kleine Stücke.

immer	meistens	oft	manchmal	selten	nie

6. Der Kaloriengehalt der Nahrung, die ich esse, ist mir bewusst.

immer	meistens	oft	manchmal	selten	nie

7. Ich meide vor allem kohlenhydratreiche Lebensmittel (z. B. Brot, Kartoffeln, Reis etc.).

immer	meistens	oft	manchmal	selten	nie

8. Ich merke, dass andere es lieber hätten, wenn ich mehr essen würde.

immer	meistens	oft	manchmal	selten	nie

9. Ich erbreche nach dem Essen.

immer	meistens	oft	manchmal	selten	nie

10. Nach dem Essen habe ich starke Schuldgefühle.

immer	meistens	oft	manchmal	selten	nie

11. Ich wäre sehr gern dünner.

immer	meistens	oft	manchmal	selten	nie

12. Beim Sport denke ich über meinen Kalorienverbrauch nach.

immer	meistens	oft	manchmal	selten	nie

13. Andere Menschen finden mich zu dünn.

immer	meistens	oft	manchmal	selten	nie

14. Die Vorstellung, Fettpolster zu haben, beschäftigt mich.

immer	meistens	oft	manchmal	selten	nie

15. Ich brauche länger als andere für meine Mahlzeiten.

immer	meistens	oft	manchmal	selten	nie

16. Ich meide Speisen, die Zucker enthalten.

immer	meistens	oft	manchmal	selten	nie

17. Ich esse Diät-Lebensmittel.

immer	meistens	oft	manchmal	selten	nie

18. Ich habe den Eindruck, dass Essen mein Leben bestimmt.

immer	meistens	oft	manchmal	selten	nie

19. Ich kontrolliere mein Essverhalten.

immer	meistens	oft	manchmal	selten	nie

20. Ich merke, dass andere mich zum Essen drängen.

immer	meistens	oft	manchmal	selten	nie

21. Ich denke zu viel und zu oft über Essen nach.

immer	meistens	oft	manchmal	selten	nie

22. Ich fühle mich schlecht, wenn ich Süßes esse.

immer	meistens	oft	manchmal	selten	nie

23. Ich zwinge mich, Diät zu halten.

immer	meistens	oft	manchmal	selten	nie

24. Ich mag es, wenn mein Magen leer ist.

immer	meistens	oft	manchmal	selten	nie

25. Ich verspüre den Drang, mich nach dem Essen zu übergeben.

immer	meistens	oft	manchmal	selten	nie

26. Ich probiere gern neue, reichhaltige Speisen aus.

immer	meistens	oft	manchmal	selten	nie

Punktzahl

Bei den Angaben zu den Fragen 1 bis 25 rechnen Sie 3 Punkte für jedes »immer«, 2 Punkte für jedes »meistens« und 1 Punkt für jedes »oft«.

Die Frage 26 wird umgekehrt bewertet. Rechnen Sie 3 Punkte für »nie«, 2 Punkte für »selten« und 1 Punkt für »manchmal«.

Auswertung

Zählen Sie alle Punkte zusammen. 20 Punkte und mehr sind ein Hinweis darauf, dass man eine professionelle Beratung aufsuchen (→ Seite 172 ff.) bzw. einen Arzt/Therapeuten seines Vertrauens hinzuziehen sollte.

Fragebogen zum Ernährungsverhalten von Kindern (CH-EAT-26)[118]

1. Ich habe große Angst vor Übergewicht.

immer	meistens	oft	manchmal	selten	nie

2. Ich versuche, nicht zu essen, wenn ich hungrig bin.

immer	meistens	oft	manchmal	selten	nie

3. Ich denke ganz viel über Essen nach.

immer	meistens	oft	manchmal	selten	nie

4. Ich hatte schon Essanfälle, bei denen ich das Gefühl hatte, ich kann nicht aufhören.

immer	meistens	oft	manchmal	selten	nie

5. Ich schneide mein Essen in kleine Stücke.

immer	meistens	oft	manchmal	selten	nie

6. Ich denke an die Energie (die Kalorien) in den Sachen, die ich esse.

immer	meistens	oft	manchmal	selten	nie

7. Ich versuche, Sachen wie Brot, Kartoffeln und Reis nicht zu essen.

immer	meistens	oft	manchmal	selten	nie

8. Ich merke, dass andere wollen, dass ich mehr esse.

immer	meistens	oft	manchmal	selten	nie

9. Nach dem Essen übergebe ich mich absichtlich.

immer	meistens	oft	manchmal	selten	nie

10. Nach dem Essen schäme ich mich.

immer	meistens	oft	manchmal	selten	nie

11. Ich denke viel darüber nach, dass ich dünner sein will.

immer	meistens	oft	manchmal	selten	nie

12. Beim Sport denke ich über das Fett (Kalorien) nach, das ich verliere.

immer	meistens	oft	manchmal	selten	nie

13. Die anderen denken, ich bin zu dünn.

immer	meistens	oft	manchmal	selten	nie

14. Ich denke viel an das Fett an meinem Körper.

immer	meistens	oft	manchmal	selten	nie

15. Ich brauche länger als andere beim Essen.

immer	meistens	oft	manchmal	selten	nie

16. Ich versuche, keinen Zucker zu essen.

immer	meistens	oft	manchmal	selten	nie

17. Ich esse Sachen mit extra wenig Kalorien (Diät-Lebensmittel).

immer	meistens	oft	manchmal	selten	nie

18. Ich denke zu viel ans Essen.

immer	meistens	oft	manchmal	selten	nie

19. Ich höre auf zu essen, wenn mein Bauch voll ist.

immer	meistens	oft	manchmal	selten	nie

20. Ich merke, wie andere mich zum Essen drängen.

immer	meistens	oft	manchmal	selten	nie

21. Ich denke zu viel und zu oft übers Essen nach.

immer	meistens	oft	manchmal	selten	nie

22. Wenn ich Süßes esse, fühle ich mich schlecht und sage mir, dass ich so was nicht essen sollte.

immer	meistens	oft	manchmal	selten	nie

23. Ich habe schon mal Diät gemacht.

immer	meistens	oft	manchmal	selten	nie

24. Ich mag es, wenn mein Magen leer ist.

immer	meistens	oft	manchmal	selten	nie

25. Ich habe wirklich Lust, mich nach dem Essen zu übergeben.

immer	meistens	oft	manchmal	selten	nie

26. Ich esse gern neue Sachen, die viele Kalorien (Fette) haben.

immer	meistens	oft	manchmal	selten	nie

Punktzahl

Bei den Angaben zu den Fragen 1 bis 25 rechnen Sie 3 Punkte für jedes »immer«, 2 Punkte für jedes »meistens« und 1 Punkt für jedes »oft«.

Bei Frage 26 rechnen Sie 3 Punkte für »nie«, 2 Punkte für »selten« und 1 Punkt für »manchmal«.

Auswertung

Zählen Sie alle Punkte zusammen. 20 Punkte und mehr sind ein Hinweis darauf, dass man eine professionelle Beratung aufsuchen (→ Seite 172 ff.) bzw. einen Arzt/Therapeuten seines Vertrauens hinzuziehen sollte.

KAPITEL 7

Zweite Etappe: die Besonderheiten und Unterschiede der einzelnen Essstörungen

Wenn der Fragebogen Hinweise auf eine mögliche Essstörung bei Ihnen oder Ihrem Kind ergeben hat, oder wenn Sie einfach mehr darüber wissen möchten, biete ich Ihnen die Möglichkeit, sich näher mit den verschiedenen Formen von Essstörungen vertraut zu machen. Dabei geht es nicht darum, Ihnen zu ermöglichen, eine Diagnose zu stellen, wie ein Arzt es tun würde, sondern sich mit den Besonderheiten und dem Ausmaß der jeweiligen Essstörung vertraut zu machen.

Einige Merkmale der wichtigsten Essstörungen

Lebensmittelvermeidung: Das Kind wird so wählerisch in Bezug auf Konsistenz und Auswahl des Essens, dass seine Gesundheit oder sein Gewicht darunter leiden.

Anorexie (Magersucht): Unter dem Eindruck, die eigene körperliche Erscheinung sei nicht akzeptabel, kann ein Kind oder ein Erwachsener seine Ernährung so weit einschränken, dass ein drastischer Gewichtsverlust die Folge ist.

Binge-Eating (Esssucht): Ein Kind oder Erwachsener hat wiederkehrende Essattacken (schnelle Aufnahme einer großen Menge Essen), die von einer Gewichtszunahme begleitet werden können.

Bulimie (Ess-Brech-Sucht): Unter dem Eindruck, die eigene Erscheinung sei nicht akzeptabel, kann ein Kind oder Erwachsener danach trachten, seine Kalorienzufuhr zwanghaft zu steuern. Unkontrollierbaren Essattacken folgen dann (selbst ausgelöste) Brechanfälle, der Einsatz von Abführmitteln oder extremer Sport.

Bigorexie (Muskelsucht): Betroffene haben große Angst davor, das ein Teil ihres Körpers nicht ausreichend oder richtig bemuskelt ist, was zum Rückgriff auf Methoden und Substanzen führt, die das Erscheinungsbild verändern sollen.

Die genauen Diagnosekriterien finden Sie im DSM-5®, dem *Diagnostischen und Statistischen Manual Psychischer Störungen*, erschienen 2013. Er wird von der Vereinigung der amerikanischen Psychiater (APA) herausgegeben.

Ein Wort zur Orthorexia nervosa ...

Die Orthorexia nervosa oder kurz Orthorexie wird nicht im DSM-5 gelistet. Es gibt also noch keine eindeutige, einvernehmliche Definition. Die Kriterien, die gegenwärtig in der Forschung durch Dunn & Bratman (2016) vorgeschlagen werden, sind die folgenden:[119, 120]

KAPITEL 7

A. Zwanghafte Beschäftigung mit »gesunder« Nahrung. Ausgeprägte und unverhältnismäßige emotionale Not im Hinblick auf Lebensmittel, die als »ungesund« wahrgenommen werden; Gewichtsverlust aufgrund der getroffenen Auswahl der Nahrungsmittel (und nicht zum Zwecke der Gewichtsreduktion).

1. Zwanghaftes Verhalten oder geistige Auseinandersetzung im Bezug auf Auswahl und Umsetzung der Ernährung mit dem Ziel einer optimalen Gesundheit. Auswahl und Umsetzung sind restriktiv.
2. Übersteigerte Angst vor Erkrankung, Gefühl oder Empfinden von Unreinheit, begleitet von Unbehagen oder Scham, die sich aus der Übertretung der selbst auferlegten Ernährungsregeln ergeben.
3. Eskalation der auferlegten Einschränkungen, die auch die Verbannung ganzer Lebensmittelkategorien umschließen kann, als »reinigend« oder »entgiftend« wahrgenommenes Fasten, das zu Gewichtsverlust führen kann.

B. Die zwanghafte Auseinandersetzung oder gedankliche Beschäftigung werden klinisch bedeutsam, wenn folgende Probleme auftreten:

1. Mangelernährung, bedeutende Gewichtsverluste oder schwere medizinische Komplikationen als Folge der restriktiven Diät
2. Zwischenmenschliche Nöte, Beeinträchtigung der sozialen, geistigen oder beruflichen Funktionen aufgrund der zwanghaften Gedanken oder des Essverhaltens

3. Positives Körperbild; Identität und Befriedigung basieren auf einem Ernährungsverhalten, das als »gesund« wahrgenommen wird.

Den Autoren zufolge zeichnet die Orthorexie sich in der Regel, aber nicht systematisch, durch folgende Eigenschaften aus:
* Die zwanghafte Fixierung auf Auswahl, Planung, Einkauf und Zubereitung der Lebensmittel
* Die Verknüpfung von Ernährung mit Gesundheit statt mit Genuss
* Unbehagen oder Abscheu, sobald der Betroffene mit »verbotenen« Lebensmitteln in Kontakt kommt
* Die unerschütterliche Überzeugung, der zufolge die Aufnahme oder die Vermeidung bestimmter Nahrungsmittel eine Krankheit verhindern oder heilen kann oder das Wohlbefinden beeinflusst
* Periodisch wechselnde Diätvorlieben, die mit der strikten Ablehnung anderer Diäten einhergehen
* Die moralische Verurteilung anderer aufgrund ihrer Ernährungsweise
* Die Verzerrung des Körperbildes, bei dem es um körperliche Unreinheit und nicht um das Körpergewicht geht
* Die anhaltende Überzeugung, der zufolge diese Ernährungsweise der Gesundheit zuträglich ist, obwohl es objektive Beweise für eine Mangelernährung gibt.

Wir haben es hier mit einer Problematik zu tun, die das Interesse sowohl der Forschung als auch der Bevölkerung im Allgemeinen erregt. Auch ich konnte das in meiner Sprechstunde bereits beobachten.

KAPITEL 7

Können Essstörungen jeden treffen?

Die neuen Kriterien im DSM-5 sind weiter gesteckt.[121] So wurde zum Beispiel das Kriterium der Amenorrhö (Ausbleiben der Regelblutung) bei einer Anorexie weggelassen und die Häufigkeit von Essattacken als Kriterium bei einer Bulimie auf ein Mal pro Woche abgesenkt. Die Aufnahme einer dritten offiziellen Essstörung, die Binge-Eating-Störung, wurde von den Fachleuten ebenfalls begrüßt. Aus diesen Gründen hat die Ausbreitung von Essstörungen zugenommen. Gleichzeitig hat die Ausbreitung unspezifischer Essstörungen abgenommen (da sie jetzt häufiger den offiziellen Kategorien zugeordnet werden können).

Die Lebenszeitprävalenz (Krankheitshäufigkeit) bei Essstörungen ist laut den Kriterien des DSM-5 folgende:
✳ Anorexie: Bei Frauen liegt sie zwischen 1,7 und 3,6 %, bei Männer bei 0,1 %.[122]
✳ Bulimie: Bei Frauen liegt sie zwischen 0,6 %[123] und 0,8 %.[124]
✳ Binge-Eating-Störung: Männer und Frauen zusammen: zwischen 2,3 und 3,6 %.[125, 126]

Vorkommen nach Geschlecht: Essstörungen betreffen 5,7 % der Frauen im Vergleich zu 1,2 % der Männer.[127]

Dennoch hat eine Forschergruppe an der Academy for Eating Disorders (Akademie für Essstörungen) hervorgehoben, wie wichtig es ist, nicht an dem Stereotyp festzuhalten, das uns glauben lässt, Essstörungen träfen nur junge Frauen weißer Hautfarbe: »Essstörungen treffen alle Menschen ungeachtet ihres Alters, ihrer Ethnie, ihres Körperbildes, ihres Gewichts, ihrer sexuellen Orientierung und ihres sozio-ökonomischen Status.«[128] Diese verzerrte Wahrnehmung verleitet Ärzte dazu, seltener Essstörungen bei ethnischen Minderheiten zu diagnostizieren, obwohl es keine vorrangige Verbindung mit einer bestimmten Kultur auf der Welt gibt, sondern vielmehr einen Zusammenhang zwischen der Entwicklung von Essstörungen, der wirtschaftlichen Entwicklung, der Verstädterung und der Industrialisierung.[129]

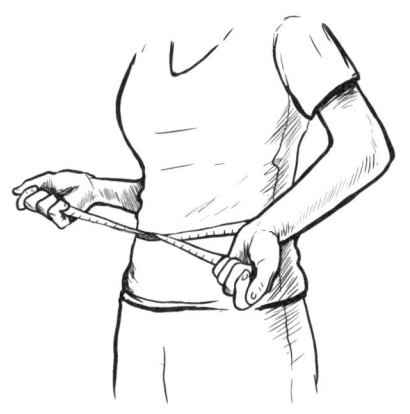

Diese Forschergruppe stellt einige sachbezogene Fakten in den Vordergrund, um überkommene Auffassungen zu überwinden, unter anderem die Tatsache, dass Essstörungen sich bei Männern in klinischer Hinsicht anders äußern. Trotzdem legen Forschungsprojekte auch weiterhin den Schwerpunkt auf weibliche Eigenheiten und Profile.

Als Mutter oder Vater, Arzt, Erzieher oder Lehrer von Kindern und Jugendlichen müssen wir unsere Vorstellung von Essstörungen weiter fassen. Ob ein Kind nun einer ethnischen Minderheit angehört, ein Junge ist oder aus einem benachteiligten Milieu stammt, ist egal, es kann dennoch an einer Essstörung leiden.

Und auch ein Mensch jenseits der Fünfzig, der übergewichtig ist und an einer Essstörung leidet, hat das Recht auf eine Behandlung. Gleicher Kampf, gleiches Leiden, gleiche Rechte.

KAPITEL 7

Dritte Etappe: im Bedarfsfall ist schnelles Handeln erforderlich

Wenn die in diesem Kapitel beschriebenen Essstörungen Ihnen etwas sagen oder den Eindruck vermitteln, Ihr Kind darin wiederzuerkennen, ist es ganz wichtig, so schnell wie möglich eine Beratung in Anspruch zu nehmen. Eine Liste mit möglichen Anlaufstellen findet sich im Anhang (→ Seite 204 f.). Die Entscheidung, sich Hilfe zu suchen, ist die schwierigste Etappe, wenn man bedenkt, dass Essstörungen immer mit einer guten Dosis Ambivalenz einhergehen! Die Gefühle, von denen Betroffene berichten, sind mit denen vergleichbar, die mit einer Sucht einhergehen: immer mit einem Fuß drinnen und mit dem anderen draußen. Das Verlangen, dem Kompensationsverhalten oder den Esszwängen nachzugeben, kommt offensichtlich einem heftigen Kampf gleich!

Warum ist es wichtig, sich unverzüglich beraten zu lassen?

Essstörungen sind Erkrankungen, die schwerwiegende medizinische Komplikationen nach sich ziehen. Zu den medizinischen Komplikationen, die mit Essstörungen einhergehen, gehören Herzrhythmusstörungen, Unfruchtbarkeit, Osteoporose, Schlafstörungen, Zahnschmelzrückgang, Verdauungsprobleme, Entzündung der Speiseröhre etc.[130] Je schneller eine Störung erkannt wird, desto schneller kann die Behandlung beginnen, und desto höher sind die Chancen auf eine **vollständige Heilung.**[131]

> Besorgniserregende Zahlen: Die Sterblichkeitsrate bei Menschen mit Essstörungen liegt deutlich über der in der durchschnittlichen Bevölkerung. Junge Frauen, die an Magersucht leiden, haben beispielsweise ein zwölffach erhöhtes Risiko, früher zu sterben als junge Frauen gleichen Alters allgemein.[132] Bei Menschen, die an Bulimie oder einer Binge-Eating-Störung leiden, ist die Sterblichkeitsrate um das 1,9-Fache[133] beziehungsweise das 1,77-Fache[134] erhöht im Vergleich zur Bevölkerung allgemein.

Elternfrage

»Kann man endgültig von einer Essstörung geheilt werden?«

Ja! Ein schönes Beispiel dafür findet sich in einer Gemeinschaftsstudie[135], die an sechs Kliniken in Schweden, den USA und Australien stattgefunden hat, mit insgesamt 1428 Patienten. Dabei wurden die drei meistverbreiteten Essstörungen berücksichtigt (Anorexie, Bulimie und Binge-Eating-Störung). Nach sieben Monaten Therapie wurde eine teilweise Besserung beobachtet, und nach zwölf bis dreizehn Monaten zeigte sich bei 75 % der Patienten eine vollständige Heilung. Die Nachsorgeuntersuchungen in den fünf Jahren danach zeigten bei nur 10 % der Patienten einen Rückfall. Es versteht sich, dass der Heilungsgrad von einer zur anderen Studie stark schwankt. Er ist abhängig von der ausgewerteten Therapieform, den Zulassungskriterien der Studie, den vorangegangenen Behandlungen, der Definition von Heilung, etc. Bis heute haben jedoch verschiedene Therapieansätze ihre Wirksamkeit gezeigt, die sich auf verlässliche Daten stützt.

Welche Art Psychotherapie kommt für Ihr Kind infrage?

Laut einer Studie[136], in der Behandlungsmethoden rezensiert werden, ist die einzige, die eine gesicherte Wirkung bei an Magersucht erkrankten Jugendlichen hat, die familienbasierte Therapie (FBT). Für Jugendliche, die an Bulimie leiden, wäre eine möglicherweise wirksame Behandlung neben der FBT auch eine kognitive Verhaltenstherapie (KVT). Bei einer Binge-Eating-Störung wäre eine Selbsttherapie auf Grundlage der KVT als Behandlungsmöglichkeit denkbar, die online stattfindet. Die dialektisch-behaviorale Therapie (DBT) oder auch dialektische Verhaltenstherapie wäre eine Behandlungsmethode mit experimentellem Charakter, die als Einzel- oder Familientherapie stattfinden kann.

Eine kurze Vorstellung verschiedener Therapieformen

Familienbasierte Therapie (FBT/Maudsley)
Ein therapeutischer Ansatz, der durch die Neurowissenschaft inspiriert ist. Dabei werden Eltern und Geschwister als Experten und Verbündete angesehen. Der Therapeut fungiert hier als Experte für die Essstörung. Diese Therapie ermöglicht es den Eltern, sich vorzubereiten auf den Kampf gegen die Essstörung und ihr Kind wieder zu ernähren (also allmählich wieder mit der Ernährung zu beginnen).

Kognitive Verhaltenstherapie (KVT)
Die kognitive Verhaltenstherapie ist der am weitesten verbreitete Ansatz zur Behandlung von Essstörungen und findet normalerweise als Einzeltherapie statt. Dieser Ansatz zielt auf eine Veränderung hin zu einer normalen Ernährung, und zwar mithilfe verschiedenster Vorgehensweisen (Tagebuch über Essgewohnheiten führen, psychologische Erziehung im Umgang mit Ernährungsbeschränkungen und kompensatorischen Methoden, gedankliche Umstellung, Verständnis der eigenen Werte und das Ausprobieren neuer Verhaltensmuster, die man selbst festlegt und deren Ergebnisse sich auf der Waage zeigen).

Dialektisch-behaviorale Therapie (DBT)
Diese Therapieform wurde ursprünglich zur Behandlung von Personen entwickelt, die an einer Borderline-Störung leiden.

> Sie wurde für die Behandlung von Essstörungen erweitert, insbesondere für Binge-Eating-Störungen. Diese Form der Psychotherapie findet oft als Gruppentherapie statt. Hierfür wird die kognitive Verhaltenstherapie um Meditationen und die Motivation durch Akzeptanz und Mitgefühl kombiniert. Die Regulierung der Emotionen steht bei diesem Ansatz im Mittelpunkt.

Ist der gleiche Typ Behandlung auch für Erwachsene empfehlenswert?

Die Wirksamkeit einer kognitiven Verhaltenstherapie (KVT) zur Behandlung von Bulimie[137] und von Binge-Eating-Störungen[138] bei Erwachsenen ist erwiesen. Das Modell nach Maudsley zur Behandlung der Magersucht bei Erwachsenen[139] scheint ein Weg zu sein, den es zu erforschen gilt; die Wirksamkeit ist der des KVT-Modells vergleichbar, das durch Fairburn ergänzt wird. Im Rahmen dieses Buches wird nicht weiter darauf eingegangen, denn es handelt sich dabei um Themen, die zu komplex sind, um sie auf wenigen Seiten darzulegen. Doch es sind weitere Forschungen nötig, um ein Modell zur Behandlung der Magersucht bei Erwachsenen zu entwickeln, das dann auch zu einer erhöhten Heilungsrate führt.

Eine neuere Studie[140] zeigt zudem, wie nützlich es ist, den Partner in die Behandlung der Essstörung bei Erwachsenen mit einzubeziehen. Erste Ergebnisse scheinen zu belegen, dass die Ergänzung der Behandlung durch eine Partnertherapie die therapeutische Wirkung verstärkt, und die Abbruchrate dadurch geringer ausfällt als bei einer Einzeltherapie. Die Arbeit in einer Gruppe, die sich aus Gesundheitsexperten und Freiwilligen zusammensetzt, scheint ebenfalls ein vielversprechender Ansatz für die Heilung von Essstörungen zu sein, und zwar für jede Altersgruppe.

Leider bekomme ich von meinen Patienten oft Dinge zu hören wie »Ich wollte es allein schaffen, ich habe mich zu sehr geschämt, als die Erkrankung am schlimmsten war«. Einerseits verursacht eine Essstörung Schamgefühle, den Eindruck, nicht geliebt zu werden, Einsamkeit und Isolation. Andererseits ist es für den Heilungsprozess notwendig, sich den Menschen in seinem Umfeld zu öffnen, damit diese sich um die Betroffenen kümmern, ihre Leiden verstehen und ihnen zeigen können, dass man an ihrem Schicksal teilnimmt.

Häufig ist es doch wie in der Kindheit: Je früher man einschreitet, desto besser ist die Prognose. Ich treffe immer mehr Eltern, die eine Psychotherapie beginnen, weil sie sich Sorgen machen um ihr Kind. Es sind dann auch eher diese Eltern, die Alarm schlagen, und nicht der Hausarzt. Die gute Nachricht ist, dass es bewährte Behandlungsmethoden gibt, die jeden Tag weiter verbessert werden, und dass es einfühlsame Spezialisten gibt, die Ihnen zur Seite stehen, damit Sie sich um Ihre Familie kümmern können.

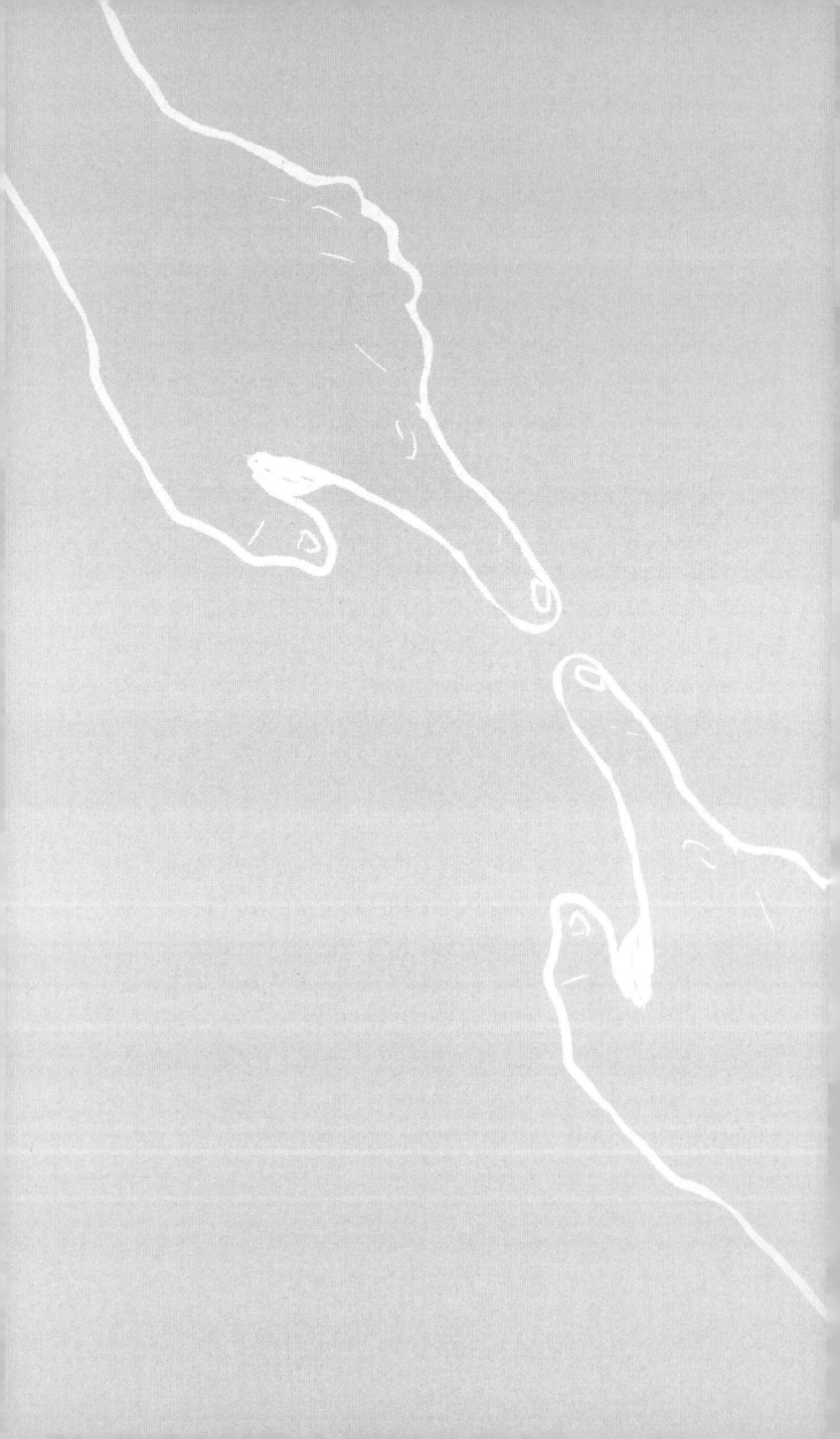

Kapitel 8

Mein Kind – mein Spiegelbild?
Der Einfluss der Eltern

»Wie sollte ich mir keine Vorwürfe machen? Mein Kind hasst seinen Körper genau wie ich! Ich habe versagt. Es war doch meine Aufgabe, es zu schützen!«

– Aussage einer Mutter in der Familientherapie

Als ich Mutter wurde, habe ich eine neue Form von Liebe und Verbundenheit von unvergleichlicher Kraft kennengelernt. Als Eltern wünschen sich die meisten von uns, ihren Kindern jedes Leid und jeden Schmerz zu ersparen, so das überhaupt möglich ist. In diesem Zusammenhang hege ich große Bewunderung für Eltern, die sich um ein Kind kümmern, das mit einer lebensbedrohlichen Erkrankung ringt. Welche Kraft müssen sie angesichts einer solchen Prüfung aufbringen, die in jeder Hinsicht eine Belastung ist! Solchen Eltern bringe ich großes Mitgefühl entgegen, denn sie müssen Tag für Tag an vorderster Front kämpfen.

Zu sehen, wie das eigene Kind leidet, ob nun körperlich oder seelisch, ist für alle Eltern schlimm. Das kann bei manchen von uns zu Selbstzweifeln führen: Hätten wir etwas anders machen oder sagen müssen? Hätten wir unser Kind besser beschützen können? Ist eine eigene Vorbelastung etwa der Grund? Solche Zweifel können starke Schuldgefühle auslösen (was ich wiederholt in meiner Sprechstunde erlebt habe). Deshalb möchte ich in diesem Kapitel klar aufzeigen, welchen Anteil Eltern wirklich an der Entwicklung einer Essstörung bei ihrem Kind haben. Vor allem aber möchte ich die positive Rolle hervorheben, die Eltern bei der Vorbeugung solcher Erkrankungen spielen können.

KAPITEL 8

Sind die Eltern verantwortlich, wenn ihr Kind eine Essstörung entwickelt?

Diese berüchtigte Frage wird ständig mehr oder weniger direkt gestellt, ob nun von den Menschen, die zu mir in die Sprechstunde kommen, oder von den Gesundheitsexperten. Wir wissen inzwischen, dass die Annahme, der zufolge eine Essstörung bei einem Kind eine Folge des elterlichen Verhaltens ist, nicht haltbar ist und als überholt gilt.[141] Langzeitstudien haben die Besonderheiten in Familien ausführlich dargelegt, in denen ein Kind an einer Essstörung litt. Dennoch ist es gewagt, einen Kausalzusammenhang herzustellen zwischen der Familiendynamik und der Ausbildung einer Essstörung, denn die in diesen Studien angewandten Methoden wiesen deutliche Mängel auf. Tatsächlich gibt es keinen Maßstab, der einen Vergleich ermöglicht zwischen der Familiendynamik, die vor dem Auftreten einer Essstörung bei einem Kind maßgebend war, und der, die herrscht, sobald die Störung auftritt. Dabei handelt es sich um einen Faktor, der die Spannungen in einer Familie deutlich steigern kann. Der aktuelle Stand der Forschung zeigt auf jeden Fall, **dass der Stress der Eltern eines Kindes mit einer Essstörung vergleichbar ist mit dem Stress, den die Eltern eines an einer Psychose leidenden Kindes haben, wenn er nicht sogar höher ist**[142]. Es liegt also nahe anzunehmen, dass die Besorgnis oder die depressiven Symptome, die im Rahmen der

Studien bei den Eltern beobachtet wurden, durch die Tatsache hervorgerufen oder gesteigert wurden, dass ihr Kind an einer schweren Erkrankung leidet, wie eine Essstörung sie darstellt.

Festzuhalten bleibt also, dass bis heute keine Studie die Schlussfolgerung nahelegt, ein besonderer Risikofaktor aufseiten der Eltern oder aufgrund der Familiendynamik erlaube systematisch die Vorhersage einer zukünftigen Essstörung bei einem Kind[143]. So viel zu dem Vorwurf, der Eltern in solchen Situationen automatisch gemacht wird ...

Um Essstörungen bei unseren Kindern vorzubeugen, ist es deshalb wichtig, Schluss zu machen mit den systematischen Schuldzuweisungen zu Lasten der Eltern, vor allem zu Lasten der Mütter. Bei meiner Arbeit mit Jugendlichen, die an Essstörungen leiden, habe ich Eltern getroffen, die selbst Herausforderungen in Bezug auf ihr Selbstbild und die Ernährung zu meistern hatten, doch ich habe auch einige kennengelernt, die ein Verhalten und eine Einstellung hatten, die durchaus vorteilhaft waren, sowohl in Hinsicht auf ihre Einstellung zur Ernährung als auch im Umgang mit Emotionen. Und sie hatten eine positive Beziehung zu ihrem Körper. Wenn Eltern sich Vorwürfe machen und schuldig fühlen, haben sie schnell das Gefühl, versagt zu haben. Je stärker dieses Gefühl ist, umso eher versagen Eltern sich eine Teilnahme an dem Programm, das die Erkrankung ihres Kindes stoppen soll.

In der Vergangenheit wurde dazu ermutigt, die Eltern systematisch aus dem therapeutischen Prozess auszuschließen, aber wir wissen heute, dass dieser Weg der falsche war. Die Eltern sind sehr

KAPITEL 8

häufig die besten Verbündeten ihres Kindes, wenn es darum geht, die Essstörung zu bekämpfen.

In den letzten Jahrzehnten haben Studien die Wirksamkeit der Familientherapie bei Kindern und Jugendlichen bewiesen, die an einer Essstörung leiden[144] (die Familientherapie, die auf dem Ansatz von Maudsley basiert, wurde von den Experten James Lock und Daniel Le Grange an die Behandlung von Essstörungen angepasst). Dieser Ansatz macht die Einbeziehung der ganzen Familie erforderlich und fordert die Eltern dazu auf, die Ernährung ihres Kindes wieder in die Hand zu nehmen, und zwar mithilfe geschulter Psychologen, Ärzte oder Ernährungsberater, die als Berater hinzugezogen werden.

Schweizer Forscher[145] haben außerdem herausgefunden, dass Väter von Kindern mit einer Essstörung angeblich von einer negativeren Selbstwahrnehmung berichten als die Mütter. Diese Wahrnehmung soll auch nach der Familientherapie schlecht geblieben sein. Trotz des rudimentären Charakters dieser Studien ist das doch ein Fingerzeig darauf, sich bei der Familientherapie stärker auf die Vater-Kind-Beziehung zu konzentrieren, um die Wirksamkeit der Maßnahmen zu erhöhen. Von den wenigen Studien, die sich mit der Rolle des Vaters auseinandersetzen, deutet eine zudem darauf hin,[146] dass es für Mädchen, die verfrüht in die Pubertät gekommen sind, eine Art Schutzfaktor ist, wenn sie mehr Zeit mit ihrem Vater verbringen. Das kann so weit reichen, dass dieser Risikofaktor dadurch neutralisiert wird. Wenn wir den Familien ermöglichen, sich einzubringen, und die Eltern dabei unterstützen, zu »Experten« zu werden, erhöhen wir also auch die Wahrscheinlichkeit, dass ihr Kind endgültig aus dieser Sackgasse herausfindet.

> ### Praxistipp
>
> **Die besten Strategien für Mütter, um ihren Töchtern zu helfen, sich vor einem negativen Körperbild zu schützen**
>
> Bei einer Studie[147], die in Israel durchgeführt wurde, war es möglich, die fünf Strategien herauszustellen, die Mütter bei ihren Töchtern anwenden, um ihnen ein positives Körperbild zu vermitteln und ihre Resilienz zu stärken:
>
> 1. Bedächtig und aufmerksam sein und Verdächtiges herausfiltern, sobald sie auf das Thema Körperbild zu sprechen kommen
>
> 2. Wachsamkeit vermitteln in Bezug auf die Gefahren, die von Essstörungen ausgehen
>
> 3. Den Töchtern körperlich Zuneigung zeigen, indem man sie in den Arm nimmt, küsst oder mal drückt, egal, wie viel sie wiegen
>
> 4. Den gesellschaftlichen Diskurs kritisieren, der wegen des Aussehens Druck auf Frauen ausübt
>
> 5. Vermeiden, den Schwerpunkt auf die Ernährung, die Figur und das Abnehmen zu legen; stattdessen vielmehr die Bedeutung der Gesundheit und die Freude am Essen herausstellen, ohne die Ernährung zu kontrollieren

KAPITEL 8

Wenn die Eltern nicht die Schuldigen sind, wo liegen dann die Ursachen für die Entstehung von Essstörungen?

Wie so häufig bei komplexen Phänomenen, sind die Ursachen von Essstörungen nicht leicht zu ermitteln. Die Quelle dieser Art Störungen ist multifaktoriell (viele Faktoren spielen eine Rolle). Die Entstehung von Essstörungen scheint am besten durch das bio-psycho-soziale Modell erklärbar zu sein, das heißt, dass es eine Wechselwirkung zwischen Genetik und Umwelt gibt, die bis heute noch nicht vollständig geklärt ist. Diese Wechselwirkung entsteht durch eine Kombination aus:

✳ genetischen Faktoren: Diese sollen für 48 bis 74 % der Fälle von Anorexie verantwortlich sein, für 55 bis 62 % der Fälle von Bulimie und für 39 bis 45 % der Fälle von Binge-Eating-Störungen[148]. Das erklärt zum Teil, warum wir regelmäßig Essstörungen in mehreren Generationen einer Familie beobachten können. Das erlaubt den Eltern auch zu erkennen, dass ein Großteil der Verantwortung für die Entstehung einer Essstörung auf einen Faktor zurückgeht, über den sie keine Kontrolle haben.

✳ gewissen biologischen Elementen, zum Beispiel die Persönlichkeit und der kognitive Stil (Perfektionismus, ängstliche Veranlagung, geringere Anpassungsfähigkeit an Veränderungen etc.)[149, 150]

✶ der Beeinflussung durch ein Schlankheitsideal (wie es zum Beispiel in den Medien und der Familie dargestellt wird)[151]
✶ Risikofaktoren, die bei hormonellen Veränderungen in der Regel noch zunehmen (Pubertät, Schwangerschaft, Klimakterium etc.)[152]

Vereinfacht gesagt legen diese Studien die Schlussfolgerung nahe, dass der genetische Risikofaktor aktiviert wird, sobald die Komponenten aus Psyche, Endokrinologie und Umwelt zutreffen. Ein wenig kann man das mit einem Tsunami vergleichen, der sich ja nur bilden kann, wenn vorher ein Seebeben oder ein Atomversuch auf offener See eintritt!

Es ist verständlich, dass Eltern das Bedürfnis haben zu wissen, woher die Essstörung ihres Kindes kommt, bevor sie in der Lage sind einzuschreiten. Doch aus den Studien zu diesem Thema[153] und meiner beruflichen Erfahrung habe ich gelernt, dass es Ihnen nicht viel nützt, viel Zeit mit dem Versuch zu verbringen, alle Faktoren zu verstehen, die zur Entstehung der Essstörung bei Ihrem Kind beigetragen haben. Dann verschwenden Sie nur Energie mit dem Versuch, zu vergangenen Ereignissen zurückzukehren, ohne dass sich die gegenwärtige Situation bessert. Denn selbst wenn es Ihnen gelingt, jeden Auslöser bis ins Detail nachzuvollziehen, führt das zu keinerlei Verbesserung, solange das Verhalten und die Gedanken im Bezug auf die Essstörung sich nicht ändern. Lieber widmet man sich also der Aufgabe, die aktuellen Mechanismen der Essstörung seines Kindes zu verstehen und alles in seiner Macht Stehende zu tun, damit man die Heilung aktiv unterstützen kann.

Elternfrage

»Ich leide selbst an einer Essstörung – Hat das womöglich einen negativen Einfluss auf mein Kind?«

Ja, leider kann das Folgen haben. Eine jüngere Studie[154] hat ausgewertet, welche Wirkung es auf Kinder zwischen 18 und 36 Monaten hat, wenn ein Elternteil oder beide Eltern an einer Binge-Eating-Störung leiden. Diese Studie wurde in Italien mit 200 Familien durchgeführt, in denen Vater oder Mutter an einer Binge-Eating-Störung litten. Beobachtet wurde für die Studie der Austausch zwischen Eltern und Kind während der Mahlzeiten. Dabei zeigte sich, dass der emotionale Zustand der Elternteile mit Binge-Eating-Störung in der Regel negativer war, und dass es häufiger zu Konflikten wegen der Ernährung kam. Diese Eltern zeigten ein weniger adäquates Beziehungsverhalten (beispielsweise einen Mangel an Empathie), was beim Kind eine Weigerung zu essen auslösen konnte.

Insgesamt zeigte sich, dass die Stimmung bei Tisch deutlich schlechter ist, sobald ein Elternteil an einer Binge-Eating-Störung leidet. Dann kommt es bei den Mahlzeiten auch häufiger zu Konflikten zwischen Eltern und Kind. Wenn diese Konflikte bereits bei einem 18 Monate alten Kind beobachtet wurden, hielten sie auch mit 36 Monaten noch an, was bedeutet, dass sie ohne Behandlung oder Hilfe von außen meist auch danach weiterbestehen.

Diese Ergebnisse können den internen Konflikt mit der Ernährung widerspiegeln, den ein Elternteil erlebt, der an einer unbehandelten Essstörung leidet: »Die Nahrung lässt mich die Kontrolle verlieren, meine Körpersignale sind nicht mehr verlässlich, weshalb ich meine Ernährung kontrollieren muss, sonst nehme ich zu. Ich muss die Ernährung meines Kindes kontrollieren, sonst nimmt es ebenfalls zu. Es ist stressig, sich zu ernähren, und die Mahlzeiten sind es auch.« Diese Zusammenhänge können auch für das bio-psycho-soziale Modell stehen, das vorab erwähnt wurde. Wenn das Kind beispielsweise eine genetische Veranlagung für Essstörungen hat und sensibler auf negative Stimmungen reagiert, ist es in einem konfliktreichen Umfeld bestimmten Faktoren ausgesetzt, die seine Verletzlichkeit aktivieren, insbesondere zum Zeitpunkt der Mahlzeiten.

Es ist normal, dass man sein Kind an die familieninternen Regeln im Bezug auf die Mahlzeiten erinnern muss. Das zeigt ihm, dass diese Ereignisse etwas Normales sind und keine besondere Anspannung bedeuten. Doch die Autoren einer anderen Studie[155] zeigen, dass von einer Essstörung betroffene Eltern sich häufig mit ihrem Kind Wortgefechte im Bezug auf die Ernährung liefern und so die Mahlzeiten zu Konfliktsituationen machen. Die Autoren erwähnen ebenfalls, dass ein Elternteil, der mit dem Auslöser für das eigene, zwanghafte Verhalten ringt, weniger auf den Rhythmus eines Baby achten kann und dazu neigt, es zu hastig zu füttern, was aufseiten der Kleinen zu einer Verweigerung führen kann.

KAPITEL 8

Die Lösung wäre also, bei sich selbst anzusetzen, indem man mit einer Psychotherapie speziell für Essstörungen beginnt (→ Ende Kapitel 7, wo die wirksamsten Behandlungen vorgestellt werden).

Hier einige Richtlinien, die in dieser Studie angesprochen werden und dazu dienen, die Stimmung in der Familie bei Tisch zu verbessern, sollte ein Elternteil von einer Essstörung betroffen sein:

- Notieren Sie eine Woche lang, was die Auslöser für Konflikte bei den Mahlzeiten sind. Versuchen Sie anschließend verschiedene Lösungsansätze, um die Störfaktoren zu verringern.
- Respektieren Sie die Körpersignale Ihres Kindes. Ermutigen Sie es dazu, seinen Hunger kundzutun und das Sättigungsgefühl zu erkennen.
- Achten Sie beim Essen darauf, wie verfügbar Sie für Ihr Kind sind und wie beschäftigt mit sich selbst.
- Wählen Sie angenehme Gesprächsthemen, die nichts mit dem Essen zu tun haben. Sie können zum Beispiel alle von Ihrem Tag berichten, jeder eine Anekdote erzählen oder über etwas reden, das alle interessiert.
- Wenn beide Elternteile unter einem Dach leben, versuchen Sie, bei den Mahlzeiten so oft wie möglich gemeinsam am Tisch zu sitzen, damit Sie sich gegenseitig besser unterstützen können.

Eine Störung, die manchmal von einer Generation an die nächste weitergereicht wird

Es kommt häufig vor, dass man in einer Familie auf mehrere Generationen trifft, die von einer Essstörung betroffen sind. Eine Studie[156] aus den USA hat sich mit der Frage nach den direkten und indirekten Faktoren beschäftigt, die dazu beitragen, dass ein problematisches Essverhalten von einer Generation Frauen an die nächste weitergegeben wird. Hier eine Liste der Beobachtungen:

Direkte Faktoren
Wenn bei der Mutter Verhaltensweisen beobachtet wurden, die mit Essstörungen in Zusammenhang stehen (beispielsweise Diäten zur Gewichtsreduktion oder Heißhungerattacken), zeigen sich diese auch bei den Töchtern. Das veranlasste die Autoren dazu, eine Hypothese zu formulieren, der zufolge das Lernen durch Nachahmung der Verhaltensweisen, die mit der Essstörung verknüpft sind, zur Übertragung von der Mutter auf die Tochter führt.

Indirekte Faktoren
Die Kommentare der Mütter zu ihrem eigenen Gewicht oder Körperbild waren mit einem schwachen Körperbild bei den Töchtern verbunden. Unter anderem führten die Kommentare der Mütter über das Gewicht ihrer Töchter bei diesen zu einem Gefühl der Unzufriedenheit in Bezug auf ihren Körper, sobald sie älter wurden.

Die Ergebnisse dieser Studie treffen sich mit den Schlussfolgerungen mehrerer anderer Studien.[157, 158] Hier zeigt sich, dass es die Kinder (Mädchen und Jungen) beeinflusst, wie sich Eltern in Bezug auf Gewicht und Körperbild verhalten. Vor allem aber zeigt sich, wie wichtig es ist, die direkte und indirekte Kommunikation über diese Anliegen innerhalb der Familie zu ändern. Wenn ein Elternteil an einer Essstörung leidet, teilt er seine Ängste in Bezug auf Gewicht und Körperbild mit, indem er seinen Körper und den seines Kindes kritisiert. Wenn man die Störung oder das negative Körperbild des Elternteils behandelt, beugt man dadurch einer Übertragung dieser Kümmernisse auf das Kind vor und verringert das Risiko für kommende Generationen.

Eine andere Studie[159] hat versucht herauszufinden, ob die Eltern durch ihr Verhalten dazu beitragen, bestimmte Schönheitsideale auf ihre jugendlichen Kinder (Mädchen und Jungen) zu übertragen. Außerdem wurde betrachtet, wie es sich zwanzig Jahre später damit verhielt. Ergebnis? Durch Mütter, die Diät halten, und Väter, die Kommentare zum Körper oder zum Gewicht ihrer Kinder abgeben, verstärkt sich bei den Mädchen der Wunsch, schlank zu sein, nicht aber bei den Jungen. Die Autoren verweisen darauf, dass die Prägung stärker ausfällt, wenn Mädchen sehen, dass ihre Mütter als ihre Rollenvorbilder Verhaltensweisen an den Tag legen, die auf das Erreichen eines Schlankheitsideals abzielen, und ihre Väter als Repräsentanten des anderen Geschlechts dieses Schlankheitsideal würdigen. Eines muss aber klar sein: Diese Studie stellt keine direkte Verbindung her zwischen dem Verhalten der Eltern und der Entstehung einer Essstörung bei den Kindern. Sie zeigt nur, dass der Wunsch, schlank zu sein, beim Heranwachsen zunimmt, wenn man einen Elternteil zum Vorbild hat, der Diät macht oder das Gewicht seines Kindes kommentiert. Das kann also ein Risikofaktor für die Entstehung einer Essstörung sein, vor allem, weil sich dadurch der subjektive Druck erhöht, einem Schönheitsideal entsprechen zu müssen, insbesondere, wenn das Kind bereits über eine genetische Veranlagung für Essstörungen verfügt.

Essstörungen sind sehr komplex; sie sind nicht das Ergebnis einer rationalen Entscheidung und noch weniger einer bestimmten Lebensweise. Wenn Sie der Meinung sind, eine Essstörung zu haben, ist es ganz wichtig, dass Sie Hilfe bei einem Experten suchen. Indem wir Frieden schließen mit der Ernährung und mit unserem Körper, tun wir alles in unserer Macht Stehende, um diesen Teufelskreis zu durchbrechen und die Weitergabe an die nächste Generation zu verhindern.

Mittel und Wege für Eltern, die für ihre Kinder gern ein positives Vorbild und ein Schutzfaktor sein möchten

Zum Abschluss dieses Kapitels möchte ich Ihnen gern meine wertvollsten Ratschläge an die Hand geben, um einen positiven Einfluss auf das Leben Ihrer Kinder auszuüben. Ich biete Ihnen hier folgende Tipps, an denen Sie sich orientieren können:

✶ *Vermeiden Sie jeden Kommentar zum Aussehen oder Gewicht Ihres Kindes.* Auch wenn Sie es in guter Absicht tun und der Kommentar posi-

KAPITEL 8

tiv ist, ändert das nichts am Ergebnis: Sie vermitteln Ihrem Kind den Eindruck, es sei Ihnen wichtig, dass es ein bestimmtes Schönheitsideal repräsentiert, und das Aussehen sei Teil Ihrer familiären Werte. In seiner Entwicklung wird Ihr Kind mehrmals an Gewicht zulegen oder sich auf ganz normale Art runden, und in diesen kritischen Phasen ist es besonders wichtig, sein Aussehen nicht zu kommentieren. Besorgnis zu äußern oder Scherze über diese Veränderungen zu machen, könnte negative Folgen für seine geistige Gesundheit haben.

✳ *Verabschieden Sie sich von Diäten zum Zweck der Gewichtsreduktion.*
Eine Diät bedeutet »aufpassen«, zu Hause bestimmte Nahrungsmittel verbieten, berechnen, was man isst, seien es nun Punkte, Kalorien oder Küchenutensilien. Sie bedeutet das Vermeiden bestimmter Lebensmittel aus Angst zuzunehmen etc. Wenn Sie normal essen, befreien Sie sich von diesem unwirksamen Korsett. Sie verhindern, dass diese Beschäftigung Ihre Intuition und Ihr Empfinden gegenüber den Bedürfnissen Ihres Kindes beeinflusst.

✳ *Vermeiden Sie jeden Kommentar zu Ihrem Aussehen oder Ihrem Gewicht.*
Vergessen wir nicht: Wenn es verhängnisvoll für Ihre Kinder ist, diese Art Bemerkung zu hören, warum soll es dann für Sie akzeptabel sein? Was bringt es Ihnen denn, Ihre eigene körperliche Erscheinung abzuwerten? Wahrscheinlich handelt es sich sowieso um eine Angewohnheit, oder aber es gibt Ihnen das irrige Gefühl, Ihren Körper unter Kontrolle zu haben. Vielleicht ist es aber auch eine Methode der Bestätigung, indem man die Zustimmung seines Umfeldes einholt. Ich bekomme von einigen Menschen zu hören,

dass sie Angst haben zuzunehmen, wenn sie aufhören, ihr Aussehen kritisch zu hinterfragen. Diese Überzeugung wird aber von keiner Studie gestützt. Wohlwollen sorgt für Motivation, nicht die Peitsche! Feiern wir also das Ende jeden Kommentars zu unserem Körper, unserem Gewicht und unserem Aussehen, sei es bei einem Einkaufsbummel mit unseren Kindern oder bei einem Festmahl in der Familie!

✳ *Belohnen Sie Ihr Kind, oder üben Sie Strenge durch etwas anderes als Nahrung.*

Warum ersetzen Sie nicht Sätze wie:
»Wenn du ein gutes Zeugnis hast, lade ich dich auf einen Hotdog ein!« oder
»Du warst nicht nett, deshalb bekommst du keinen Nachtisch!«, durch:
»Wenn du ein gutes Zeugnis hast, machen wir den Ausflug, den du so gern wolltest, nur du und ich!« oder
»Das war nicht nett, wie du mit mir gesprochen hast. Deshalb gibt es heute Abend kein Fernsehen.«

Die Verbindung zwischen einer positiven oder negativen Emotion und einem Nahrungsmittel bleibt in unserem Gehirn sehr lange bestehen.

Waren Ihnen nicht auch schon einmal übel, nachdem Sie zu viel Alkohol getrunken oder etwas Falsches gegessen hatten? Konnten Sie das danach ohne Überwindung wieder tun? Indem wir vermeiden, eine Bestrafung oder ein Lob mit einem Nahrungsmittel zu verknüpfen, vermeiden wir auch, eine emotionale Bindung mit dem Essen herzustellen.

KAPITEL 8

✴ *Verändern Sie Ihr häusliches Umfeld, damit es zu einer »Schutzzone« gegen den sozialen Druck von außen wird.*
Das äußert sich konkret wie folgt:

- Stellen Sie sicher, dass Ihr Haushalt frei ist von: Personenwaagen, Zeitschriften, in denen der Körper als sexuelles Objekt dargestellt wird und der Schwerpunkt auf dem Aussehen liegt, und Büchern über Diäten.
- Informieren Sie sich über die sozialen Netzwerke und die Seiten im Internet, die Ihr Kind nutzt; sprechen Sie regelmäßig mit ihm darüber.
- Unterbinden Sie *Fat Talk* und Diskussionen über Diäten oder Tipps zum Abnehmen, sowohl bei Erwachsenen als auch bei Kindern oder sogar Gästen.
- Schaffen Sie Zugang zu Kultur: Bücher, Musik, Malerei, Zeichnen, Theaterbesuche und eine Menge anderer Aktivitäten, die nichts mit dem Aussehen zu tun haben.
- Unterstützen Sie jede Form von Aktivismus, sei es durch Petitionen, Briefe an Behörden oder die Organisation einer Protestaktion. So ermutigt man seine Kinder, sich für eine Veränderung einzusetzen, wenn in ihrem Umfeld Druck wegen ihrer körperlichen Erscheinung ausgeübt wird.
- Stellen Sie sicher, dass Jungen und Mädchen gleich behandelt werden, dass für sie die gleichen Regeln und Grundsätze gelten.

✴ *Ändern Sie die Kommunikation in ihrer Familie.*
Es hat sich gezeigt,[160] dass ein guter Zusammenhalt und Anpassungsfähigkeit in der Familie Faktoren bei der Vorbeugung von Essstörungen sind. Doch in der Regel kommt es in der Pubertät vermehrt zu Konflikten zwischen Eltern und Kindern, in dieser

völlig normalen Phase der Abnabelung, in der das Kind seine einzigartigen Bedürfnisse und Vorlieben entwickelt, also seine Identität. Wie also den Zusammenhalt und die Einzigartigkeit in einer Familie in solch einer Konfliktphase bewahren?

Konflikte sind unvermeidlich in einer Phase, in der die Identität geprägt wird. Es ist die Art und Weise, wie wir damit umgehen, die den Unterschied macht.

Erste Etappe: Erkennen und akzeptieren Sie die Emotionen in Ihrem häuslichen Umfeld
Um sich in herzlicher Atmosphäre adäquat austauschen zu können, ist es besser, vorab in der Lage zu sein, selbst seine eigenen Gefühle zu erkennen. Hier noch einmal eine Auflistung der sechs grundsätzlichen Gefühlslagen, die wir bereits in Kapitel 5 erläutert haben:
- Wut
- Trauer
- Angst
- Freude
- Enttäuschung
- Überraschung

Sobald Sie in der Lage sind, verlässlich Ihre eigene Gefühlslage zu erkennen, müssen Sie auch in der Lage sein zu akzeptieren, dass der Austausch darüber auf Gegenseitigkeit beruhen muss. Die Menschen, die man liebt, werden manchmal Gefühle zeigen, die uns irritieren, doch nur dadurch schafft man die Grundlage für eine authentische Beziehung.

KAPITEL 8

Zweite Etappe: Behaupten Sie sich selbst, indem Sie Gefühle und auch Empathie zeigen
Eine Selbstbehauptung in vier Schritten[161] ermöglicht es, klar zu kommunizieren, ohne dabei sein Gegenüber in die Defensive zu treiben:
1. Ich verstehe, dass du _____.
2. Wenn du _____,
3. ... dann fühle ich mich _____.
4. Ich würde gern _____.

Hier ein Beispiel aus einem Treffen im Rahmen einer Familientherapie:
> **Vater:** »Das ist verantwortungslos von dir, nachts wieder später als verabredet nach Hause zu kommen. Das nächste Mal bleibst du gleich zu Hause!«
> **Tochter:** »Du verstehst das einfach nicht! Das ist total ungerecht, ich hasse dich!«

Nehmen wir das gleiche Beispiel noch einmal, und wenden wir das Vorgehen zur Selbstbehauptung in vier Schritten an:
> **Vater:** »Ich verstehe, dass du Probleme hattest, ein Taxi zu finden, um rechtzeitig nach Hause zu kommen. Wenn du so spät nachts unterwegs bist, hab ich solche Angst, dass dir was zugestoßen ist, dass ich nicht schlafen kann vor Sorge. Ich würde gern gemeinsam mit dir eine Lösung finden, damit das in Zukunft nicht wieder passiert.«
> **Tochter:** »Ich verstehe, dass du dir Sorgen machst, aber ich wusste nicht mehr, was ich tun soll. Ich hatte echt Angst, als ich gemerkt habe, dass meine Freunde weg sind, ich konnte kein Taxi finden, und ich dachte, du bist sauer, wenn ich dich anrufe,

deshalb hatte ich Panik. Was soll ich tun, wenn das noch mal vorkommt?«

Dieses Beispiel zeigt, dass der verzweifelte Vater ein wesentliches Detail übersehen hätte, wenn er bei dem Gespräch seine Angriffshaltung beibehalten hätte: Seine Tochter war in einer gefährlichen Situation und hatte große Angst. Vater und Tochter zu erlauben, ihre wahren Gefühle zu äußern, hat ihnen die Möglichkeit gegeben, sich besser zu verstehen und eine Lösung für ihr Problem zu finden: die Sicherheit der jungen Frau zu gewährleisten, die gerade damit beginnt, ihre Unabhängigkeit auszuloten.

Dritte Etappe: Verbringen Sie mehr Zeit miteinander
Um die Vertrautheit und den guten Kontakt aufrechtzuerhalten, muss man sich wie in jeder Beziehung auf Augenhöhe Zeit nehmen für gemeinsame Unternehmungen und sich dafür interessieren, den jeweils anderen zu entdecken. So kann man sich gemeinsam weiterentwickeln und die im Entstehen begriffene Identität seines Kindes entdecken.

Anregungen gefällig? Hier einige Vorschläge für Gewohnheiten, die man liebgewinnen kann: Spieleabende, Kino- oder Theaterbesuche, Gespräche mit den Freunden, die Ihr Kind regelmäßig nach Hause mitbringt, gemeinsames Zubereiten von Mahlzeiten, die Ihre Kinder mögen, gemeinsam einen Mannschaftssport ausüben, zusammen in Urlaub fahren, etc.

Als Eltern verstehen wir jetzt, dass es unmöglich ist, seine Kinder zu 100 % vor Essstörungen zu schützen, da wir keine Kontrolle

KAPITEL 8

über mehrere Faktoren wie Genetik, Temperament der Kinder, Medien oder die Diskurse haben, mit denen sie früher oder später in ihrem Umfeld konfrontiert werden. Doch es steht in unserer Macht, den Zwang, schlank zu sein, aus unserer Familie zu verbannen.

Wie? Indem wir eine gesunde Beziehung zu unserem Körper und zum Essen aufbauen, die authentisch ist und mit den Werten in Einklang steht, die wir unseren Kindern vermitteln möchten.

Schlussbemerkung

Sie haben die Lektüre dieses Buches beendet, und ich möchte Ihnen dafür danken, dass Sie sich die Zeit für den Versuch genommen haben, das Leben Ihres Kindes oder einer anderen Person in Ihrem Umfeld zu verbessern.

Ich möchte noch einmal auf drei grundsätzliche Empfehlungen zurückkommen, die wir im Lauf der vorangegangenen Kapitel erörtert haben:

1. Hätten wir nach dieser Lektüre nur ein Element zu verändern, so sollten wir aufhören mit der Kritik und den Bemerkungen über das körperliche Aussehen und das Gewicht unserer Kinder! Wenden wir uns vielmehr den Gefühlen der jungen Menschen und den Ereignissen in ihrem Leben zu. Nehmen wir auf neue Art Kontakt auf!
2. Respektieren wir die wichtigen Signale: Hunger und Sättigungsgefühl. Die Ernährung muss nicht zwanghaft überwacht werden, denn wir verfügen über diese Messlatte, und zwar von Kindesbeinen an! Respektieren wir sie, damit sie ein Leben lang zuverlässig funktioniert. Vermeiden wir um jeden Preis Diäten zur Gewichtsreduktion bei Kindern, solange medizinisch keine Notwendigkeit besteht.
3. Lehren wir unsere Kinder, Sport zu machen, und zwar zum Vergnügen und in der Gruppe! Sport sollte eine Feier der Fähigkeit unseres Körpers sein, in aller Freiheit zu funktionieren.

SCHLUSSBEMERKUNG

Ermöglichen wir es unseren Kindern, mit dem Sport nicht die Vorstellung von »Abnehmen«, »Kalorien verbrennen« und »Muskeln aufbauen« zu verknüpfen. Spielen wir lieber!

Möge diese Lektüre Sie, liebe Eltern, zum Nachdenken über Ihre Kinder veranlassen, aber auch über Ihre Beziehung zu sich selbst. Denn manchmal richten sich all unsere Anstrengungen darauf, das Wohlergehen unserer Kinder sicherzustellen, und wir vergessen, auf uns selbst zu achten. Ich möchte Sie dazu ermuntern, Ihren Körper über alle Veränderungen hinweg zu feiern, die durch Mutterschaft, gesundheitliche Gegebenheiten und Altern hervorgerufen werden. Ihm Mitgefühl und Hochachtung entgegenzubringen ist eine schöne Möglichkeit, ihm für all das zu danken, was er für uns vollbringt!

Wenn Sie im Gesundheits- oder Erziehungssektor arbeiten, möchte ich Sie dazu ermutigen, über die Studien zu sprechen, von denen in diesem Buch die Rede ist, um auch Ihre Kollegen zu sensibilisieren, die täglich mit jungen Menschen zu tun haben.

Ich wünsche Ihnen auch weiterhin alles Gute für Ihre Überlegungen, und bedanke mich, dass ich daran teilhaben durfte!

Dr. Catherine Senécal, Psychologin

Adressen

Hilfsorganisationen und Anlaufstellen für die Behandlung von Essstörungen

Deutschland:
Bundeszentrale für gesundheitliche Aufklärung (BZgA)
Tel.: 02 21/89 20 31
www.bzga-essstoerungen.de

Bundesfachverband Essstörungen e.V. (BFE)
Tel.: 01 51/58 85 07 64
E-Mail: bfe-essstoerungen@gmx.de
www.bundesfachverbandessstoerungen.de

ANAD e.V. Versorgungszentrum Essstörungen
Tel.: 0 89/21 99 73 99
E-Mail: beratung@anad.de
www.anad.de

Cinderella e.V. – Aktionskreis für Ess- und Magersucht
Tel.: 0 89/5 02 12 12
E-Mail: info@cinderella-beratung.de
www.cinderella-beratung.de

»Nummer gegen Kummer« – Sorgentelefon für Kinder und Jugendliche/Elterntelefon
Kinder- und Jugendtelefon: 11 61 11 (gebührenfrei)
Elterntelefon: 08 00/1 11 05 50 (gebührenfrei)
E-Mail: info@nummergegenkummer.de
www.nummergegenkummer.de

Österreich:

Netzwerk Essstörungen
Tel.: 05 12/57 60 26
E-Mail: beratung@netzwerk-essstoerungen.at
www.netzwerk-essstoerungen.at

intakt Therapiezentrum für Menschen mit Essstörungen
Tel.: 01/22 88 77 00
E-Mail: office@intakt.at
www.intakt.at

sowhat. Kompetenzzentrum für Menschen mit Essstörungen
Tel.: 01/40 65 71 70
E-Mail: info@sowhat.at
www.sowhat.at

Schweiz:

Experten-Netzwerk Essstörungen Schweiz (ENES)
c/o Klinik für Kinder und Jugendpsychiatrie,
Psychiatrische Universitätsklinik Zürich
E-Mail-Beratung über Fomular:
www.netzwerk-essstoerungen.ch/e-mail-beratung/

Arbeitsgemeinschaft Ess-Störungen AES
Tel.: 0 43/4 88 63 73
E-Mail: beratung@aes.ch
www.aes.ch

Pro Juventute Beratung + Hilfe 147
Tel.: 1 47 (gebührenfrei)
E-Mail: beratung@147.ch
www.147.ch

Catherines Lesezirkel

Meine Vorschläge ...

Für Kinder:

Typisch Jungs? von Elisabeth Brami und Estelle Billon-Spagnol
Die deutsche Fassung von *La déclaration des droits des garçons* enthält die »Erklärung der Jungsrechte«, zeigt Jungen alternative Bilder von Männlichkeit und lädt sie dazu ein, auch mal Rosa zu tragen oder mit Puppen zu spielen – und sich gleichberechtigt mit den Frauen zu fühlen.
Von 2 bis 7 Jahren.

Typisch Mädchen? von Elisabeth Brami und Estelle Billon-Spagnol
Der zweite Band dieser kleinen Reihe mit der »Erklärung der Mädchenrechte«.
Von 2 bis 7 Jahren.

Kollektion »Little people, big dreams« im Insel Verlag
Diese Reihe in deutscher Sprache stellt bedeutende Frauen vor, die in ihrem Leben Unvorstellbares geleistet haben. Jedes Büchlein für sich ist eine Inspiration.
Ab 4 Jahren.

Olivier veut devenir une supermachine, Lou aime le dessert und Ana n'aime pas les moqueries. Von Marie-Michèle Ricard
Diese kleinen französischen Büchlein wurden von einer Therapeutin für Psychoedukation geschrieben. Alles dreht sich hier um Er-

nährung und Körperbild. Sie richten sich vorrangig an Kinder, aber auch an Eltern und Erzieher.
Ab 2 Jahren.

Frida, c'est moi und *Moi, c'est Frida Kahlo.* Von Sophie Faucher, illustriert von Cara Carmina
In diesen beiden Bildalben, die bei Edito Jeunesse in französischer Sprache erschienen sind, wird das schwere Leben der Malerin Frida Kahlo vorgestellt. Es geht darin um Werte wie die Akzeptanz von Unterschieden.

Für Jugendliche ab 12 Jahren:
Clara: les désordres alimentaires à l'adolescence. Von Vanessa Germain
Dieses Buch in französischer Sprache ist im Verlag Midi Trente erschienen und für jugendliche Leser bestimmt. Es ist aus Sicht einer Jugendlichen geschrieben und handelt von Magersucht und Bulimie, also Ess-Brech-Sucht. Gleichzeitig enthält es viele Informationen, um die Problematik wirklich zu begreifen.

Für Erwachsene:
Help Your Teenager Beat an Eating Disorder. Von James Lock und Daniel Le Grange
Dieser Ratgeber in englischer Sprache wurde von Experten für Familientherapie geschrieben und behandelt das Thema Essstörungen. Es richtet sich an Eltern Jugendlicher.

Danksagung

Ich danke allen Mitarbeitern des Verlags Editions de l'Homme und insbesondere Pascale Mongeon dafür, dass sie die Bedeutung dieses Projekts erkannt und mich bei der Entwicklung meiner Kreativität unterstützt haben.

Ich danke den Mitarbeitern der Clinique Change, die sich die Zeit genommen haben, die Kapitel durchzulesen, und wertvolle Kommentare dazu beigetragen haben.

Ich danke Isabelle Huot, die mir ermöglicht hat, meine Leidenschaft fürs Schreiben zu entdecken.

Ich danke meinen Liebsten, Patrick, William und Victoria, sowie meinen Eltern, weil sie mich ermutigt haben durchzuhalten, um einen Unterschied zu machen.

Ich danke meinen Patienten, insbesondere S.R.C., weil sie ihre authentischen Fragen und Überlegungen mit mir geteilt haben. Dieses Buch ist für Sie, und es wurde durch Sie inspiriert.

Endnoten

1. Cash (1994) und Tiggemann (1996) in: Michael, S.L., u.a. (2014), »Parental and peer factors associated with body image discrepancy among fifth-grade boys and girls«, *Journal of Youth and Adolescence*, vol. 43, No. 1, S. 15-29
2. Croll, J. (2005), »Body Image and Adolescents«, in: Stang, J. und Story, M. (Hrsg.). *Guidelines for adolescent nutrition services. Center for Leadership, Education, and Training in Maternal and Child Nutrition*, Division of Epidemiology and Community Health, School of Public Health, University of Minnesota, Minneapolis, MN, USA, S. 155-164
3. Referenzen: Barker und Galambos (2003); Beato, Rodríguez-Cano, Belmonte-Llario und Martínez-Delgado (2004); Khor, Zalilah und Phan (2009); Sepulveda, u.a. (2007); Van den Berg, Mond, Eisenberg, Ackard und Neumark-Sztainer (2010); Friedman und Brownell (1995); Pimenta, Sánchez-Villegas, Bes-Rastrollo, López und Martínez-González (2009); Stice, Hayward, Cameron, Killen und Taylor (2000). In: Marisa J. Monteiro Gaspar, u.a. (2011), »Protective effect of physical activity on dissatisfaction with body image in children – A cross-sectional study«, *Psychology of Sport and Exercise*, vol. 12, No. 5, S. 563-569
4. Holub, S.C. »Individual differences in the anti-fat attitudes of preschool-children: The importance of perceived body size«, Body Image, 2008; vol. 5, No. 3, S. 317-321. In Hart, L.M., u.a. (2015), »Parents and Prevention: A systematic review of interventions involving parents that aim to prevent body dissatisfaction or eating disorders«, *International Journal of Eating Disorders*, vol. 48, No. 2, S. 157-169
5. Statistisches Institut Québec. Enquête québécoise sur la santé des jeunes du secondaire 2010-2011 *(Umfrage in Québec zur Gesundheit Jugendlicher in der Mittelstufe 2010-2011)*
6. http://www.stat.gouv.qc.ca/statistiques/sante/bulletins/zoom-sante-201502.pdf
7. Siegenthaler, Munder und Egger (2012), in: Sadeh-Sharvit, S., u.a. (2016): »Parent-based prevention program for the children of mothers with eating disorders: Feasibility and preliminary outcomes«, *Eating Disorders: The Journal of Treatment & Prevention*, vol. 24, No. 4, S. 312-325
8. Barnett, Buckroyd und Windle (2006); Bryant-Waugh, Turner, Jones und Gamble (2007); Runfola u.a. (2014); Stein u.a. (2006); Tuval-Mashiach, Ram, Shapiro, Shenhav und Gur (2012). In: Sadeh-Sharvit, S. u.a. (2016). »Parent-based prevention programme for the children of mothers with eating disorders: Feasibility and preliminary outcomes«, *Eating Disorders: The Journal of Treatment & Prevention*, vol. 24, No. 4, S. 312-325
9. Sadeh-Sharvit, S. u.a. (2016). »Parent-based prevention program for the children of mothers with eating disorders: Feasibility and preliminary outcomes«, *Eating Disorders: The Journal of Treatment & Prevention*, vol. 24, No. 4, S. 312-325
10. Piran, N., Levine, M. und Steiner-Adair, C. (1999). *Preventing Eating Disorders: A Handbook of Interventions and Special Challenges*, Philadelphia, PA, Brunner/Mazel, S. 46-47
11. Watson, H.J., u.a. (2016). »Prevention of eating disorders: A systematic review of randomized, controlled trials«, *International Journal of Eating Disorders*, vol. 49, No. 9, S. 833-862
12. Stice, Shaw und Marti (2007), in: Watson, u.a. (2016). »Prevention of eating disorders: A systematic review of randomized, controlled trials«, *International Journal of Eating Disorders*, vol. 49, No. 9, S. 833-862
13. Gumz, A., u.a. (2017). »Efficacy of a prevention program for eating disorders in schools: a cluster-randomized controlled trial«, *BMC Psychiatry*, vol. 17, S. 293

14 Sharpe, H., u.a. (2013). »Feasibility, acceptability and efficacy of a school-based prevention program for eating disorders: Cluster randomised controlled trial«, *British Journal of Psychiatry, vol. 203, No. 6*, S. 428-435

15 Murray, S.B., u.a. (2017). »When illness severity and research dollars do not align: Are we overlooking eating disorders?«, *World Psychiatry, vol. 16, No. 3*, S. 321

16 Carr, R. und Peebles, R. (2012). »Developmental considerations of media exposure risk for eating disorders«, in: J. Lock, J. Lock (Hrsg.), *The Oxford handbook of child and adolescent eating disorders: Developmental perspectives* (S. 56-66), New York, Oxford University Press.

17 Carr, R. und Peebles, R. (2012). »Developmental considerations of media exposure risk for eating disorders«, in: J. Lock (Hrsg.), *The Oxford handbook of child and adolescent eating disorders: Developmental perspectives* (S. 56-66), New York, Oxford University Press.

18 Dittmar u.a. (2006). »Does barbie make girls want to be thin? The effect of experimental exposure to images of dolls on the body image of 5- to 8-year-old girls«, *Developmental Psychology, vol. 42, No. 2*, S. 283-292

19 Davison, K.K. und Birch, L.L. (2002). »Processes linking weight status and self-concept among girls from ages 5 to 7 years«, *Developmental Psychology, vol. 38, No. 5*, S. 735-748

20 Smolak, L. und Stein, A.J. (2006). »The relationship of drive for muscularity to sociocultural factors, self- esteem, physical attributes gender role, and social comparison in middle school boys«, *Body Image, vol. 3, No. 2*, S. 121-129

21 Pope, H.J., u.a. (1999). »Evolving ideals of male body image as seen through action toys«, *International Journal of Eating Disorders, vol. 26, No. 1*, S. 65-72

22 Piran, N., Levine, M. und Steiner-Adair, C. (Hrsg.). *Preventing Eating Disorders: A Handbook of Interventions and Special Challenges*, S. 35, Philadelphia, PA, Brunner/Mazel

23 Willliams, J.E. und Best, D.L. (1990). *Measuring sex stereotypes: A multi-nation study*, Newbury Park, CA, Sage

24 Ministère de la Famille et des Aînés. *Les jouets ont-ils un sexe?*, 2013, www.scf.gouv.qc.ca.

25 Sherman, A.M. und Zurbriggen, E.L. (2014). »Boys can be anything: Effect of barbie play on girls' career cognitions«, *Sex Roles*, DOI 10.1007/s11199-014-0347-y.

26 Bailey, J.M., Dunne, M.P. und Martin, N.G. (2000). »Genetic and environmental influences on sexual orientation and its correlates in an Australian twin sample«, *Journal of Personality and Social Psychology, vol. 78, No. 3*, S. 524-536

27 Bailey, J.M. und Pillard, R.C. (1991). »A genetic study of male sexual orientation«, *Archives of General Psychiatry, vol. 48, No. 12*, S. 1089-1096

28 Ngun, T. und Vilain, E. (2014). »The biological basis of human sexual orientation: Is there a role for epigenetics?«, *Advances in Genetics, vol. 86C*, S. 167-184.

29 Clark, L. und Tiggemann, M. (2008). »Sociocultural and individual psychological predictors of body image in young girls: A prospective study«, *Developmental Psychology, vol. 44, No. 4*, S. 1124-1134. In: McVey, G., u.a. (2012). *Preventing eating-related and weight-related disorders: Collaborative research, advocacy, and policy change* (SickKids community and mental health series).

30 Murnen, S.K., u.a. (2003). »Thin, sexy women and strong, muscular men: Grade-school children's responses to objectified images of women and men«, Sex Roles, vol. 49, No. 9-10, S. 427-437. In: McVey, G., u.a. (2012). *Preventing eating-related and weight-related disorders: Collaborative research, advocacy, and policy change* (SickKids community and mental health series).

31 Asawarachan, T. (2014). »The Disney influence on kindergarten girls' body image«, *Dissertation Abstracts International Section A*, S. 75.

ENDNOTEN

32 Alison Bechdel (1986). *Dykes to watch out for*, Firebrand Books.

33 Zitiert nach dem »Report of the APA Task Force on the Sexualization of Girls« (2007), *American Psychological Association*, Washington DC, S. 1

34 Slater, A. und Tiggemann, M. (2016). »Little girls in a grown up world: Exposure to sexualized media, internalization of sexualization messages, and body image in 6–9 year-old girls«, *Body Image*, S. 1819–1822

35 Lowes und Tiggeman (2003); Spiel, Paxton und Yager (2012), in: Hart, L.M., Damiano, S.R. und Paxton, S.J. (2016). »Confident body, confident child: A randomized controlled trial evaluation of a parenting resource for promoting healthy body image and eating«, *International Journal of Eating Disorders, vol. 49, No. 5*, S. 458–472

36 Bun, C.E., Schwiebbe, L., Schütz, F.N., Bijlsma-Schlösser, J.M. und Hirasing, R.A. (2012). »Negative body image and weight loss behaviour in Dutch school children«, *European Journal of Public Health, vol. 22, No. 1*, S. 130–133

37 Brytek-Matera, A. u.a. (2009); Naaman (2013); Lu HY, Hou HY (2009), in: Kościcka, K., Czepczor, K. und Brytek-Matera, A. (2016). »Body size attitudes and body image perception among preschool children and their parents: A preliminary study«, *Archives of Psychiatry and Psychotherapy, vol. 4*, S. 28–34

38 Paxton S.J., u.a. (2006); Stice, E., Shaw, H.E. (2002); Davison, K.K., Markey, C.N., und Birch, L.L. (2000). In: Kościcka, K., Czepczor, K. und Brytek-Matera, A. (2016). »Body size attitudes and body image perception among preschool children and their parents: A preliminary study«, *Archives of Psychiatry and Psychotherapy, vol. 4*, S. 28–34

39 Sarwer, D.B. und Crerand, C.E. (2004). »Body image and cosmetic medical treatments«, *Body Image, vol. 1*, S. 99–111

40 American Society of Plastic Surgeons – Amerikanische Vereinigung plastischer Chirurgen (2016). Plastic Surgery Statistics Report. https://www.plasticsurgery.org/documents/News/Statistics/2016/plastic-surgery-statistics-full-report-2016.pdf.

41 American Society of Plastic Surgeons – Amerikanische Vereinigung plastischer Chirurgen (2016). Plastic Surgery Statistics Report. https://www.plasticsurgery.org/documents/News/Statistics/2016/plastic-surgery-statistics-full-report-2016.pdf.

42 Rudd (2013), Slater, u.a. (2012) in: Thyne, M., u.a. (2016). »It is amazing how complete is the delusion that beauty is goodness: Expectancies associated with tween makeup ownership«, *International Journal of Consumer Studies, vol. 40, No. 5*, S. 543–551

43 Thyne, M., u.a. (2016). »It is amazing how complete is the delusion that beauty is goodness: Expectancies associated with tween makeup ownership«, *International Journal of Consumer Studies, vol. 40, No. 5*, S. 543–551

44 Nobles, Jayme S. (2014). *From Marilyn Monroe to Cindy Crawford: A Historical Analysis of Women's Body Image Depicted in Popular Magazines from 1952 to 1995*, Honors Theses, Paper 219

45 Tiggemann, M. und McCourt, A. (2013). »Body appreciation in adult women: Relationships with age and body satisfaction«, *Body Image, vol. 10, No. 4*, S. 624–627

46 Tiggemann und Lynch (2001); Webster und Tiggemann (2003) in: Tiggemann, M. und McCourt, A. (2013). »Body appreciation in adult women: Relationships with age and body satisfaction«, *Body Image, vol. 10, No. 4*, S. 624–627

47 Schneider, C., Rollitz, L., Voracek, M., Hennig-Fast, K. (2016). »Biological, psychological, and sociocultural factors contributing to the drive for muscularity in weight-training men«, *Frontiers in Psychology, 21.12.2016; vol. 7*, S. 1992

48 Verkuyten, M. (1990). »Self-esteem and the evaluation of ethnic identity among Turkish and Dutch adolescents in the Netherlands«, *The Journal of Social Psychology, vol. 130, No. 3,* S. 285–297
49 Levine, M.P. und Smolak, L. (2015). »The role of protective factors in the prevention of negative body image and disordered eating«, *Eating Disorders, vol. 24, No. 1,* Tafel 1
50 Piran, N., Levine, M. und Steiner-Adair, C. (Hrsg.). *Preventing Eating Disorders: A Handbook of Interventions and Special Challenges,* Philadelphia, PA, Brunner/Mazel, S. 154
51 Fairburn, C.G. (2013). Essattacken stoppen. Ein Selbsthilfe-Programm gegen Binge Eating – 3. Auflage, Bern, Verlag Hans Huber; Cash, T. (2008). *The Body Image Workbook: An Eight-Step Program for Learning to Like Your Looks,* New Harbinger Publications
52 http://www.changezderegard.com. Ergebnisse einer Studie von 2013–2014, durchgeführt vom Verband für Volksgesundheit in Québec (ASPQ – Association pour la santé publique au Québec) in Zusammenarbeit mit der Universität von Québec und Outaouais. Teilnehmer waren 824 Jugendliche zwischen 14 und 18 Jahren, die die Sekundarstufe besuchten.
53 Brooks-Gunn, J., Burrow, C. und Warren, M.P. (1988) »Attitudes toward eating and body weight in different groups of female adolescent athletes«, in: Piran, N., Levine, M. und Steiner-Adair, C. (Hrsg.). *Preventing Eating Disorders: A Handbook of Interventions and Special Challenges,* Philadelphia, PA, Brunner/Mazel, S. 45
54 Ferrand, C., Magnan, C. und Philippe, R.A. (2005). »Body-esteem, body mass index, and risk for disordered eating among adolescents in synchronized swimming«, *Perceptual and Motor Skills, vol. 101, No. 3,* S. 877–884
55 Morano, M., Colella, D. und Capranica, L. (2011). »Body image, perceived and actual physical abilities in normal-weight and overweight boys involved in individual and team sports«, *Journal of Sports Sciences, vol. 29, No. 4,* S. 355–362
56 Blumenthal, J.A., Smith, P.J. und Hoffman, B.M. (2012). »Is exercise a viable treatment for depression?«, *ACSM's Health & Fitness Journal, vol. 16, No. 4,* S. 14–21
57 Samuels, G.M. (2009). »Being raised by white people: Navigating racial difference among adopted multiracial adults«, *Journal of Marriage and Family, vol. 71,* S. 80–94. Samuels, G.M. (2010). »Building kinship and community: Relational processes of bicultural identity among adult multiracial adoptees«, *Family Process, vol. 49, No. 1,* a. 26–42
58 Grabe und Hyde (2006), Levine und Smolak (2010). In: McVey, G., u.a. (2012). *Preventing eating-related and weight-related disorders: Collaborative research, advocacy, and policy change* (SickKids community and mental health series)
59 Fairburn, C. (2008). *Cognitive Behavior Therapy and Eating Disorders,* New York, Guilford Press
60 Tylka, T.L. (2006). »Development and psychometric evaluation of a measure of intuitive eating«, in: Tylka, T.L., Lumeng, J.C. und Eneli, I.U. (2015). »Maternal intuitive eating as a moderator of the association between concern about child weight and restrictive child feeding«, *Appetite, vol. 95,* S. 158–165
61 Tylka, T.L., Lumeng, J.C. und Eneli, I.U. (2015). »Maternal intuitive eating as a moderator of the association between concern about child weight and restrictive child feeding«, *Appetite, vol. 95,* S. 158–165
62 Kabat-Zinn, J. (2003). »Mindfulness-Based Interventions in Context: Past, Present, and Future«, *Clinical Psychology : Science and Practice, vol. 10, No. 2,* S. 144–156
63 Framson, C., u.a. (2009), in: Hendrickson, K.L. und Rasmussen, E.B. (2017). »Mindful eating reduces impulsive food choice in adolescents and adults«, *Health Psychology, vol. 36, No. 3,* S. 226–235

ENDNOTEN

64 Kabat-Zinn, J. (2010). *Im Alltag Ruhe finden. Meditationen für ein gelassenes Leben.* Knaur, München.

65 Hendrickson, K.L. und Rasmussen, E.B. (2017). »Mindful eating reduces impulsive food choice in adolescents and adults«, *Health Psychology*, vol. 36, No. 3, S. 226–235

66 Dalen, J., u.a. (2015). »A conceptual framework for the expansion of behavioral interventions for youth obesity: A family-based mindful eating approach«, *Childhood Obesity*, vol. 11, No. 5, S. 577–584

67 www.nospetitsmangeurs.org

68 http://naitreetgrandir.com/fr/etape/0_12_mois/alimentation/fiche.aspx?doc=passer-des-purees-aux-morceaux

69 Fairburn, C. (2008). *Cognitive Behavior Therapy and Eating Disorders*, New York, Guilford Press

70 Loth, K., u.a. (2015). »Family meals and disordered eating in adolescents: Are the benefits the same for everyone?«, *International Journal of Eating Disorders*, vol. 48, No. 1, S. 100–110

71 Berge, J. M., u.a. (2015). »The protective role of family meals for youth obesity: 10-year longitudinal associations«, *The Journal of Pediatrics*, vol. 166, No. 2, S. 296–301

72 Moore, S.R., McKone, K.P. und Mendle, J. (2016). »Recollections of puberty and disordered eating in young women«, *Journal of Adolescence*, vol. 53, S. 180–188

73 Eintrag zur Pubertät im Larousse Online-Lexikon. Link: https://www.larousse.fr/dictionnaires/francais/puberté/64948

74 Weir, K. (2016). »The risks of earlier puberty«, *American Psychological Association – Monitor on Psychology*, vol. 47, No. 3, S. 40

75 Klump, K.L. (2013). »Puberty as a critical risk period for eating disorders: A review of human and animal studies«, *Hormones And Behavior*, vol. 64, No. 2, S. 399–410

76 Culbert, B., McGue, I. und Klump, K.L. (2009) in: Klump, K.L., u.a. (2017). »The significant effects of puberty on the genetic diathesis of binge eating in girls«, *International Journal of Eating Disorders*, vol. 50, No. 8, S. 984–989

77 Klump, K.L. (2013). »Puberty as a critical risk period for eating disorders: A review of human and animal studies«, *Hormones and Behavior*, vol. 64, S. 399–410

78 Brooks-Gunn, u.a. (1988) in: Piran, N., Levine, M.P. und Steiner-Adair, C. (Hrsg.). *Preventing Eating Disorders: A Handbook of Interventions and Special Challenges*, Philadelphia, PA, Brunner/Mazel, S. 48

79 Russell (1985) in: Piran, N., Levine, M.P. und Steiner-Adair, C. (Hrsg.). *Preventing Eating Disorders : A Handbook of Interventions and Special Challenges*, Philadelphia, PA, Brunner/Mazel, S. 310

80 Lai, Debruyn, Lask, Bryant-Waugh und Hankins (1994), in: Piran, N., Levine, M.P. und Steiner-Adair, C. (Hrsg.). *Preventing Eating Disorders : A Handbook of Interventions and Special Challenges*, Philadelphia, PA, Brunner/Mazel, S. 311

81 Euling, S.Y., u.a. »Role of environmental factors in the timing of puberty«, Pediatrics, Februar 2008; vol. 121, Supplement 3: S. S167 - S. S171. In: Weir, K. (2016). »The risks of earlier puberty«, *American Psychological Association – Monitor on Psychology*, vol. 47, No. 3, S. 40

82 De Leonibus, C., u.a. (2014). »Timing of puberty and physical growth in obese children: A longitudinal study in boys and girls«, *Pediatric Obesity*, vol. 9, No. 4, S. 292–299

83 Cauffman, E. und Steinberg, L. (1996). »Interactive effects of menarcheal status and dating on dieting and disordered eating among adolescent girls«, *Developmental Psychology*, vol. 32, No. 4, S. 631–635

ENDNOTEN

84 Piran, N., Levine, M.P. und Steiner-Adair, C. (Hrsg.). Preventing Eating Disorders: *A Handbook of Interventions and Special Challenges*, Philadelphia, PA, Brunner/Mazel, S. 47

85 Marceau, K., u.a. (2011). »Individual differences in boys' and girls' timing and tempo of puberty: Modeling development with nonlinear growth models«, *Developmental Psychology*, vol. 47, No. 5, S. 1389–1409

86 Wellings, K. und Field, B. (1996). »Sexual behavior in young people«, *Baillière's Clinical Obstetrics and Gynaecology*, vol. 10, S. 139–160

87 Kaltiala-Heino, Riittakerttu u.a. (2001). »Early puberty and early sexual activity are associated with bulimic-type eating pathology in middle adolescence«, *Journal of Adolescent Health*, vol. 28, No. 4, S. 346–352

88 Jones, D.C. (2004) in: Agam, R., Tamir, S., Golan, M. (2015). »Gender differences in respect to self-esteem and body image as well as response to adolescents' school-based prevention programs«, *Journal of Psychology and Clinical Psychiatry*, vol. 2, No. 5: 00092

89 Berger, Kathleen Stassen (2014). *Invitation to the Life Span*. New York, Worth Publishers

90 Rudolph K.D., u.a. (2014). »Long-term consequences of pubertal timing for youth depression: Identifying personal and contextual pathways of risk«, *Development and Psychopathology*, Nov., vol. 26 (Sonderausgabe 4pt2): S. 1423–1444. In: Weir, K. (2016). »The risks of earlier puberty«, *American Psychological Association – Monitor on Psychology*, vol. 47, No. 3, S. 40

91 Zehr, J.L., u.a. (2007). »An association of early puberty with disordered eating and anxiety in a population of undergraduate women and men«, *Hormones and Behavior*, vol. 52, No. 4, S. 427–435

92 Chaloult, L. (2014). *L'affirmation de soi*, TCC Montréal

93 Übernommen aus dem Buch von Beaudry, M. und Boisvert, J.-M., *S'affirmer et communiquer*, Montréal, Éditions de l'Homme, 1979

94 Chrisler, J.C. und Barney, A. (2016). »Sizeism is a health hazard«, *Fat Studies*, vol. 6, No. 1, S. 38–53

95 Vadiveloo, M. und Mattei, J. (2017). »Perceived weight discrimination and 10-year risk of allostatic load among us adults«, *Annals of Behavioral Medicine*, vol. 51, No. 1, 01. Februar 2017, S. 94–104

96 Flegal K.M., u.a. (2013). »Association of all-cause mortality with overweight and obesity using standard body mass index categories: A systematic review and meta-analysis«, *Journal of American Medical Association*, vol. 309, No. 1, S. 71–82

97 Association pour la santé publique du Québec (2015). *Démasquer l'industrie de l'amaigrissement: appel à l'action*. Zuletzt online abgerufen unter: http://www.aspq.org/uploads/pdf/565cac833208fappel-a-l- action_2015-11-30.pdf

98 Ambwani, S., u.a. (2017). »Challenging fat talk: An experimental investigation of reactions to body disparaging conversations«, *Body Image*, vol. 23, Dezember 2017, S. 85–92

99 Murnen, S.K. und Smolak, L. (2009). »Are feminist women protected from body image problems? A meta-analytic review of relevant research«, *Sex Roles*, vol. 60, No. 3, S. 186–197

100 Piran, N., Levine, M. und Steiner-Adair, C. (Hrsg.). *Preventing Eating Disorders: A Handbook of Interventions and Special Challenges*, Philadelphia, PA, Brunner/Mazel, S. 105–108

101 Maine, M. (2009). »Beyond the medical model: A feminist frame for eating disorders«, in: Maine, M. u.a. (Hrsg.). *Effective clinical practice in the treatment of eating disorders: The heart of the matter*, New York, Routledge/Taylor & Francis Group, S. 3–17

ENDNOTEN

102 Murnen, S.K. und Smolak, L.(2009). »Are feminist women protected from body image problems? A meta-analytic review of relevant research«, Sex Roles. In: Borowsky, H. M., u.a. (2016). »Feminist identity, body image, and disordered eating«, Eating Disorders: The Journal of Treatment & Prevention, vol. 24, No. 4, S. 297-311

103 Piran, N. (2017). Journeys of embodiment at the intersection of body and culture: The developmental theory of embodiment, San Diego, CA, Elsevier Academic Press, S. 2

104 Piran, N. (2017). Journeys of embodiment at the intersection of body and culture: The developmental theory of embodiment, San Diego, CA, Elsevier Academic Press, S. 289

105 Duquet und Quéniart (2009). In: Synthèse de la recherche: Perceptions et pratiques des jeunes du secondaire face à l'hypersexualisation et à la sexualité précoce. https://hypersexualisation.uqam.ca/wp-con- tent/uploads/sites/61/Synthèse-du-rapport-de-recherche-2013.pdf

106 Rousseau, A., Rodgers, R.F. und Eggermont, S. (2018). »A Short-Term Longitudinal Exploration of the Impact of TV Exposure on Objectifying Attitudes Toward Women in Early Adolescent Boys«, Sex Roles, vol. 80, No. 3-4, S. 186-199

107 Ward, L.M., Vandenbosch, L. und Eggermont, S. (2015). »The impact of men's magazines on adolescent boys' objectification and courtship beliefs«, Journal of Adolescence, vol. 39, S. 49-58

108 Piran, N. (2010). »A Feminist Perspective on Risk Factor Research and on the Prevention of Eating Disorders«, Eating Disorders: The Journal of Treatment & Prevention, vol. 18, No. 3, S. 183-198 Bucchianeri, Michaela M., u.a. (2014). Multiple types of harassment: Associations with emotional well-being and unhealthy behaviors in adolescents«, Journal of Adolescent Health, vol. 54, No 6

109 American Association of University Women. (2001). Hostile hallways: Bullying, teasing, and sexual harassment in school. Washington, DC, American Association of University Women Educational Foundation. Online eingesehen unter: http://www.eric.ed.gov/PDFS/ED454132.pdf.

110 Langevin, L. (2005a). »Mythes et réalités: la personne raisonnable dans le Code civil du Québec«, Cahiers de Droit, vol. 46, No. 1-2, S. 353-377

111 Stein (2005). In: Espelage, D.L. und Holt, M.K. (2012). »Understanding and preventing bullying and sexual harassment in school«, in: Harris, K.R., Graham, S. und Urdan, T. (Hrsg.). APA educational psychology handbook, vol. 2: Individual differences and cultural and contextual factors, Washington, DC, American Psychological Association, S. 391-416

112 Espelage, D.L., u.a. (2018). »A longitudinal examination of homophobic name-calling in middle school: Bullying, traditional masculinity, and sexual harassment as predictors«, Psychology of Violence, vol. 8, No. 1, S. 57-66

113 Piran, N. (2017). Journeys of embodiment at the intersection of body and culture: The developmental theory of embodiment. San Diego, CA, Elsevier Academic Press, S. 289

114 Brennan und Taylor-Butts (2008, S. 7). In: http://www.justice.gc.ca/fra/pr-rp/jp-cj/victim/rr14_01/p10. html.

115 Krug, E.G., u.a. (2002) und Heise, L., u.a. (1999). In: Étude multipays de l'OMS sur la santé des femmes et la violence domestique à l'égard des femmes. Online verfügbar unter: http://apps.who.int/iris/bitstream/handle/10665/43366/9242593516_fre.pdf; jsessionid=B-0B6EE7E49ED3FF2784E491525FD53BD?se- quence=1

116 https://www.securitepublique.gouv.qc.ca/police/publications-et-statistiques/statistiques/infractions-sexuelles/2015/en-ligne.html

ENDNOTEN

117 Abdruck des Fragebogens EAT-26 mit freundlicher Genehmigung der Autoren. Garner u.a. (1982). »The Eating Attitudes Test: Psychometric features and clinical correlates«, *Psychological Medicine, vol. 12*, S. 871-878 und Leichner, P., u.a. (1994). »Validation d'une échelle d'attitudes alimentaires auprès d'une population québécoise francophone./Validation of the Eating Attitudes Test (EAT-26) in a French-speaking population of Quebec«, *The Canadian Journal of Psychiatry/La Revue canadienne de psychiatrie, vol. 39, No. 1*, S. 49-54

118 Maloney, M.J., McGuire, J.B. und Daniels, S.R. (1988). »Reliability testing a children's version of the eating attitude test«, *Journal of the American Academy of Child and Adolescent Psychiatry, vol. 27, No. 5*, S. 541-543

119 Dunn, T.M. und Bratman, S. (2016). »On orthorexia nervosa: A review of the literature and proposed diagnostic criteria«, *Eating Behaviors, vol. 21*, S. 11-17

120 Freie Übertragung

121 Das Dokument mit diesen Kriterien kann man auf der Seite der APA (American Psychiatric Organization) unter folgendem Link einsehen: https://www.psychiatry.org/home/search-results?k=APA_DSM-5-Eating-Disorders

122 Dahlgren, C.L., Wisting, L. und Rø, Ø. (2017). »Feeding and eating disorders in the DSM-5 era: A systematic review of prevalence rates in non-clinical male and female samples«, *International Journal of Eating Disorders, 5*

123 Dahlgren, C.L., Wisting, L. und Rø, Ø. (2017). »Feeding and eating disorders in the DSM-5 era: A systematic review of prevalence rates in non-clinical male and female samples«, *International Journal of Eating Disorders, 5*

124 Smink, Frédérique R.E., u.a. (2014). »Prevalence and Severity of DSM-5 Eating Disorders in a Community Cohort of Adolescents«, *International Journal of Eating Disorders, vol. 47, No. 6*, S. 610-619

125 Smink, Frédérique R.E., u.a. (2014). »Prevalence and Severity of DSM-5 Eating Disorders in a Community Cohort of Adolescents«, *International Journal of Eating Disorders, vol. 47, No. 6*, S. 610-619

126 Dahlgren, C.L., Wisting, L. und Rø, Ø. (2017). »Feeding and eating disorders in the DSM-5 era: A systematic review of prevalence rates in non-clinical male and female samples«, *International Journal of Eating Disorders, 5*

127 Smink, Frédérique R.E., u.a. (2014). »Prevalence and Severity of DSM-5 Eating Disorders in a Community Cohort of Adolescents«, *International Journal of Eating Disorders, vol. 47, No. 6*, S. 610-619

128 Schaumberg, K., u.a. (2017). »The science behind the academy for eating disorders' nine truths about eating disorders«, *European Eating Disorders Review, vol. 25, No. 6*, S. 432-450

129 Pike, Dunne und Addai (2013); Pike, Hoek und Dunne (2014). Nach: Schaumberg,K., u.a. (2017). »The science behind the academy for eating disorders' nine truths about eating disorders«, *European Eating Disorders Review, vol. 25, No. 6*, S. 432-450

130 Fairburn, C.G. (2008). *Cognitive Behavior Therapy and Eating Disorders*, New York, Guilford Press.

131 Schaumberg, K., u.a. (2017). »The science behind the academy for eating disorders' nine truths about eating disorders«, *European Eating Disorders Review, vol. 25, No. 6*, S. 432-450

132 Klump, Bulik, Kaye, Treasure und Tyson (2009). Nach: Schaumberg, K., u.a. (2017). »The science behind the academy for eating disorders' nine truths about eating disorders«, *European Eating Disorders Review, vol. 25, No. 6*, S. 432-450

ENDNOTEN

133 Chesney u.a. (2014). Nach: Schaumberg, K., u.a. (2017). »The science behind the academy for eating disorders' nine truths about eating disorders«, *European Eating Disorders Review*, vol. 25, No. 6, S. 432–450

134 Suokas u.a. (2013). Nach: Schaumberg, K., u.a. (2017). »The science behind the academy for eating disorders' nine truths about eating disorders«, *European Eating Disorders Review*, vol. 25, No. 6, S. 432–450

135 Bergh, C., u.a. (2013). »Effective treatment of eating disorders: Results at multiple sites«, *Behavioral Neuroscience*, vol. 127, No. 6, S. 878–889

136 Lock, J. (2015). »An update on evidence-based psychosocial treatments for eating disorders in children and adolescents«, *Journal of Clinical Child and Adolescent Psychology*, vol. 44, No. 5, S. 707–721

137 Shapiro, J.R., u.a. (2007). »Bulimia nervosa treatment: A systematic review of randomized controlled trials«, *International Journal of Eating Disorders*, vol. 40, No. 4, S. 321–336

138 Peat, C.M., u.a. (2017). »Comparative effectiveness of treatments for binge – eating disorder: Systematic review and network meta – analysis«, *European Eating Disorders Review*, vol. 25, No. 5, S. 317–328

139 Schmidt, U., u.a. (2016). »Two – year follow – up of the MOSAIC trial: A multicenter randomized controlled trial comparing two psychological treatments in adult outpatients with broadly defined anorexia nervosa«, *International Journal of Eating Disorders*, vol. 49, No. 8, S. 793–800

140 Baucom, D.H., u.a. (2017). »Findings from a couple-based open trial for adult anorexia nervosa«, *Journal of Family Psychology*, vol. 31, No. 5, S. 584–591

141 Schaumberg, K., u.a. (2017). »The science behind the academy for eating disorders' nine truths about eating disorders«, *European Eating Disorders Review*, vol. 25, No. 6, S. 432–450

142 Treasure, J., u.a. (2001). Nach: Schaumberg, K., u.a. (2017). »The science behind the academy for eating disorders' nine truths about eating disorders«, *European Eating Disorders Review*, vol. 25, No. 6, S. 432–450

143 Campbell und Peebles, 2014; Eisler (2005); Larsen, Strandberg-Larsen, Micali, und Andersen (2015); Le Grange, Lock, Loeb und Nicholls (2010); Strober und Humphrey (1987); Yager (1982). Nach: Schaumberg, K., u.a. (2017). »The science behind the academy for eating disorders' nine truths about eating disorders«, *European Eating Disorders Review*, vol. 25, No. 6, S. 432–450

144 Le Grange u.a. (2010). Nach: Schaumberg, K., u.a. (2017). »The science behind the academy for eating disorders' nine truths about eating disorders«, *European Eating Disorders Review*, vol. 25, No. 6, S. 432–450

145 Gezelius, C., u.a. (2016). »Adolescent patients with eating disorders and their parents: A study of self-image and outcome at an intensive outpatient program«, *Eating and Weight Disorders*, vol. 21, No. 4, S. 607–616

146 Swarr, A.E. und Richards, M.H. (1996). »Longitudinal effects of adolescent girls' pubertal development, perceptions of pubertal timing, and parental relations on eating problems«, Developmental Psychology, vol. 32, No. 4, S. 636–646. In: Piran, N., Levine, M. und Steiner-Adair, C. (Hrsg.). *Preventing Eating Disorders: A Handbook of Interventions and Special Challenges,* Philadelphia, PA, Brunner/Mazel, S. 51

147 Maor und Cwikel (2016). »Mothers' strategies to strengthen their daughters' body image«, *Feminism & Psychology*, vol. 26, S. 11–29

148 Yilmaz, Z., Hardaway, J.A. und Bulik, C.M. (2015). »Genetics and epigenetics of eating disorders«, *Advances in Genomics and Genetics*, vol. 5, S. 131–150

149 Culbert, K.M., Racine, S.E. und Klump, K.L. (2015). Research review: What we have learned about the causes of eating disorders: A synthesis of sociocultural, psychological, and biological research«, *Journal of Child Psychology and Psychiatry*, vol. 56, No. 11, S. 1141-1164

150 Schaumberg,K., u.a. (2017). »The science behind the academy for eating disorders' nine truths about eating disorders«, *European Eating Disorders Review*, vol. 25, No. 6, S. 432-450

151 Culbert, K.M., Racine, S.E. und Klump, K.L. (2015). »Research review: What we have learned about the causes of eating disorders: A synthesis of sociocultural, psychological, and biological research, *Journal of Child Psychology and Psychiatry*, vol. 56, No. 11, S. 1141-1164

152 Baker, Girdler und Bulik (2012); Klump, Keel, Sisk und Burt (2010). In. Schaumberg, K., u.a. (2017). »The science behind the academy for eating disorders' nine truths about eating disorders«, *European Eating Disorders Review*, vol. 25, No. 6, S. 432-450

153 Lock, J. und Le Grange, D. (2005). *Help Your Teenager Beat an Eating Disorder*, New York, Guilford Press.

154 Cimino S., u.a. (2016). »Mothers and fathers with binge eating disorder and their 18-36 months old children: A longitudinal study on parent-infant interactions and offspring's emotional - behavioral profiles«, *Frontiers in Psychology*, 25.04.2016

155 Woolley, H., Wheatcroft, R. und Stein, A. (1998). »Influence of parental eating disorder on children«, *Advances in Psychiatric Treatment*, vol. 4, S. 244-250

156 Arroyo, A., Segrin, C. und Andersen, K.K. (2017). »Intergenerational transmission of disordered eating attitudes: Direct and indirect maternal influence strategies among grandmothers, mothers, and daughters«, *Body Image: An International Journal of Research*, vol. 20, S. 107-115

157 Smolak, L., Levine, M.P. und Schermer, F. (1999) »Parental input and weight concerns among elementary school children«, *International Journal of Eating Disorders*, vol. 25, No. 3, S. 263-271

158 Loth, K.A., MacLehose, R.F., Fulkerson, J.A., Crow, S. und Neumark-Sztainer, D. (2014). »Are food restriction and pressure-to-eat parenting practices associated with adolescent disordered eating behaviors?«, *International Journal of Eating Disorders*, vol. 47, No. 3, S. 310-314

159 Klein, K.M., u.a. (2017). »Examination of parental dieting and comments as risk factors for increased drive for thinness«, *International Journal of Eating Disorders*, vol. 50, No. 3, S. 490-497

160 Lampis, J., Agus, M. und Cacciarru, B. (2014), in: Cerniglia, L., u.a. (2017). »Family profiles in eating disorders: family functioning and psychopathology«, *Psychology Research and Behavior Management*, vol. 10, S. 305-312

161 Übernommen aus dem Buch von Beaudry, M. und Boisvert, J.-M., *S'affirmer et communiquer*, Montréal, Éditions de l'Homme, 1979.

Register

A
Achtsamkeit 82
Adipositas 71, 84, 98, 126ff.
Adoleszenz → Pubertät
Aggressionen 109
Alkohol 109
Alternativmahlzeiten 90f.
Amenorrhö 170
Angst/Ängstlichkeit 119f., 197
Angststörung 107, 109f.
Anorexie → Magersucht
Atmung 118

B
Barbie®-Puppe 34, 37, 40
Bechdel-Test 45f.
Belästigung, sexuelle 147ff.
Beratung, unverzügliche 172f.
Bestrafung/Belohnung durch Nahrung 94
Bigorexie (Muskelsucht) 167
Binge-Eating-Störung (Esssucht) 71, 167, 170, 173f., 176, 186, 188
Body Shaming 129
Body-Mass-Index (BMI) 34f.
Borderline-Störung 175
Bulimie (Ess-Brech-Sucht) 71, 107, 167, 170, 173f., 176, 186

D
Depressionen 71, 147
Depressive Symptome 19, 58, 74, 107, 109, 182f.

Dialektisch-behaviorale Therapie (DBT) 174ff.
Diäten 57, 69, 77, 106, 127f., 130f., 191f., 194, 202
Disney-Filme 43ff.
Dissoziation, kognitive 25
Dopamin 74, 95

E
Eingriffe, plastische/kosmetische 58
Eltern als positives Vorbild 193ff.
Elternfragen 65, 71, 74f., 88f., 93f., 120f., 130, 173f., 188ff.
Embodiment 139ff.
Emotionen → Gefühle einordnen
Empathie zeigen 198f.
Endorphine 74
Ernährung 81ff., 184
– achtsame 82ff.
– intuitive 81f.
Essen im Familienkreis 95ff.
Essstörungen
– als Eltern verhindern 17, 22ff.
– bei einem Elternteil 23, 188ff.
– Fragenkatalog erster Anzeichen 108
– Generationen übergreifende 191ff.
– medizinische Komplikationen 172f.
– Schuldfrage der Eltern 182ff.
– Ursachensuche 186ff.

REGISTER

F
Fallbeispiel Familientherapie 198f.
Familie, Bedeutung 22
Familienbasierte Therapie (FBT) 174f.
Fat Shaming 126, 129f., 132f.
Feminismus 137ff.
Fragebögen 158ff.

G
Gefühle einordnen 114ff., 197
Genetik 21, 186f., 200
Geschlechterklischees 33ff.
Gewicht, natürliches (Set Point) 81
Gewichtsreduktion 22, 25, 28, 57, 74, 84, 104, 106f., 127, 191, 194, 202
Gewichtszunahme 111

H
Hautfarbe, unterschiedliche 76f.
Heilung, vollständige 173f.
Herzrhythmusstörungen 172
Hunger-/Sättigungsgefühl 82ff., 190, 202
Hypersexualisierung 142ff.

J
Jungen, Pubertät bei 108ff.

K
Kognitive Verhaltenstherapie (KVT) 174ff.
Körperbild 18ff., 33f., 44f., 50, 57ff., 69ff., 191f.
– im Alter 62
– negatives 19, 109
– positives 63ff., 72, 109
Körperfettphobie 126
Körperideal 65f.
Kosmetika 58f.

L
Lammily®-Puppe 35f.
Lebensmittelvermeidung 166

M
Mädchen
– Pubertät bei 104ff.
– Sexualisierung im Kleinkindalter 49f.
Magersucht 105, 166, 170, 173f., 176, 186
– Diagnose 34f.
Mahlzeiten, ausgewogene 85
Malala Yousafzai 139
Massenmedien, Einfluss der 33, 43f., 66, 68, 187, 200
Medienerziehung 25
Mobbing 69f., 135
Mr. Potato Head 39f.
Muskeldysmorphie 57

N
Nahrungsmittelverbote 91ff.
Noradrenalin 74
Normalgewicht 26

O
Orientierung, sexuelle 43, 45
Orthorexia nervosa 167ff.

REGISTER

Osteoporose 172
Östrogenanstieg 104

P
Partnertherapie 176f.
Präventivarbeit/-maßnahmen 20f., 23ff.
– im schulischen Umfeld 26ff.
Praxistipps 42, 45f., 51f., 64, 66f., 83, 87ff., 120, 134ff., 145f., 185
Psychotherapien 174ff., 190
Pubertät 19, 24f., 57, 74, 98, 103ff., 187, 196f.
– Veränderungen 110ff.
– verfrühte 106f., 111f.
Puppen 39f.

R
Rollenbilder → Stereotype Mann/Frau
Rollenklischees 51
Rollenspiele 39
Rosa als Mädchenfarbe 47, 50

S
Schlafstörungen 172f.
Schlankheitskult 21, 69
Schönheitsideale 60ff., 109, 192
Selbstbild
– Jungen 36
– Mädchen 35
Selbstwertgefühl 19, 53, 58, 63
Serotonin 74
Sexualität 113ff.
Sozialfaktor 21

Speiseröhrenentzündung 173
Spielsachen 34ff., 39f.
– klischeefreie 40f.
Sport 72ff., 202f.
Sterblichkeitsrate 173
Stereotype Mann/Frau 38, 53
Stressbewältigung 73f., 96f., 110
Superhelden 36f.
Süßigkeiten 92f.

T
Testosterone 109
Trauer 119, 197

U
Übergewicht 35, 71f., 125ff.
Übergriffe, sexuelle 150ff.
Überzeugungen, falsche, vom eigenen Körper 18f.
Unfruchtbarkeit 172
Unternehmungen, gemeinsame 199

V
Verdauungsstörungen 173
Verhaltensmaßnahmen, kognitive 26
Vorbilder, positive 63

W
Wut 118, 197

Z
Zahnschmelzrückgang 173
Zitate 16, 56, 180

Bücher, die den Horizont erweitern

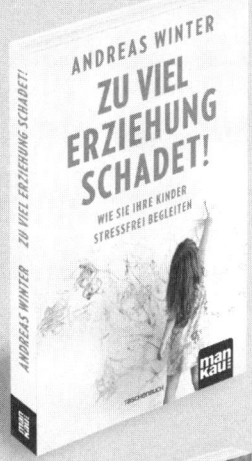

Andreas Winter
ZU VIEL ERZIEHUNG SCHADET!
Wie Sie Ihre Kinder stressfrei begleiten
9,95 € (D) / 10,30 € (A)
ISBN 978-3-86374-489-2

„‚We don't need no education (wir brauchen keine Erziehung)‘, heißt sie, die bedeutendste Zeile aus dem Pink-Floyd-Klassiker ‚Another Brick In The Wall‘. Und die Message ist noch genauso aktuell wie im Jahr 1979: ‚Lasst die Kinder in Ruhe!‘ Denn um sich zu selbstbestimmten, glücklichen Menschen entwickeln zu können, braucht es weniger Druck, weniger Kontrolle, weniger Erziehung. Dafür mehr an respektvoller Behandlung und Vertrauen. Eltern, die ja selbst einmal Kids waren, geben trotzdem so oft das, worunter sie litten, weiter." Woman Mom

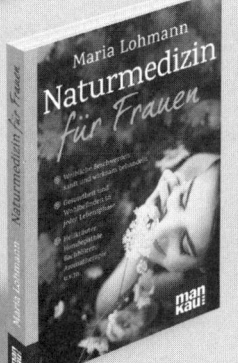

Maria Lohmann
NATURMEDIZIN FÜR FRAUEN. KOMPAKT-RATGEBER
8,99 € (D) / 9,20 € (A)
ISBN 978-3-86374-515-8

Einfühlsam und verantwortungsbewusst erklärt dieses Buch die häufigsten Frauenbeschwerden und ihre naturheilkundliche Behandlung. Der Praxisteil zeigt, welche Anwendungen möglich und welche Therapien am wirkungsvollsten sind. Für jeden Lebensabschnitt gibt es dazu die besten Naturheilverfahren im Überblick – mit vielen persönlichen Hinweisen und Tipps der Autorin.

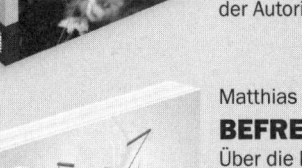

Matthias A. Exl
BEFREIE DICH SELBST!
Über die Kunst eines erfüllten Lebens
9,95 € (D) / 10,30 € (A)
ISBN 978-3-86374-439-7

„Dem Autor, der nach zehn Jahren im Top-Management in einer Sinnkrise landete und sich anschließend vollkommen umorientierte, geht es grundlegend um den schöpferischen Selbstausdruck. (...) Das Besondere an diesem Buch ist, dass es als Arbeitsbuch mit vielen Fragestellungen konzipiert ist, die zum Nachdenken und zum Analysieren der eigenen Lebenssituation anregen. (...) Ein spannendes Selbsterfahrungsbuch für Menschen, die sich vielleicht schon länger fragen, ob sie dem Wahnsinn unseres Systems nicht endlich den Rücken kehren wollen, um ein befreiteres Leben zu leben." Prisma Franken

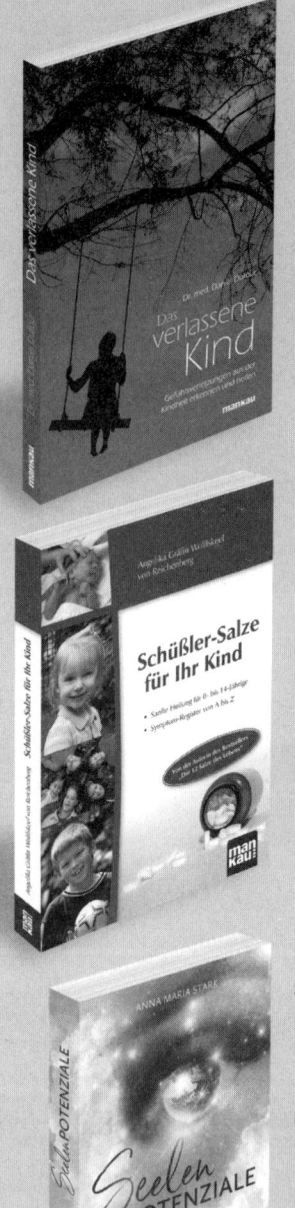

Dr. med. Daniel Dufour
DAS VERLASSENE KIND
Gefühlsverletzungen aus der Kindheit erkennen und heilen

14,95 € (D) / 15,40 € (A)
ISBN 978-3-86374-047-4

„Für Dufour ist ‚Verlassenheit' eine Krankheit, die geheilt werden kann und muss. An den Folgen, hervorgerufen durch das Unterdrücken von Wut über das Verlassensein, leiden viele Patienten: Blasenentzündung, Alkoholismus, Depressionen ... Dufour begreift den Körper als ‚guten Freund', der uns auffordert, ‚Krankheit als Chance' zu verstehen. Er rät dazu, die Denke zum Schweigen zu bringen und Emotionen, auch zornige, zuzulassen."
Basler Zeitung

Angelika Gräfin Wolffskeel von Reichenberg
SCHÜSSLER-SALZE FÜR IHR KIND
Sanfte Heilung für 0- bis 14-Jährige
Symptom-Register von A bis Z

12,95 € (D) / 13,40 € (A)
ISBN 978-3-938396-24-7

„In einem umfangreichen Symptomregister führt sie [Angelika Gräfin Wolffskeel] für jedes denkbare Leiden, an dem die Kleinen laborieren könnten, eine Behandlung mit Mineralsalzen und Schüßler-Salzen an. Positiv: Der Anhang mit Kochrezepten für gesunde Kinderernährung."
ÄrzteWoche Österreich

„Kinder sanft verarzten (...) – hier finden Eltern Hilfe."   LEA

Anna Maria Stark
SEELENPOTENZIALE

9,95 € (D) / 10,30 € (A)
ISBN 978-3-86374-449-6

Es ist an der Zeit, nach den Wahrheiten deines inneren Wesens zu leben, nach deiner einzigartigen energetischen Signatur. Denn das ist es, was dir wahre Erfüllung bringt, nichts und niemand anderes kann das.
Mit klaren, leicht integrierbaren Testsystemen stellt dieses Buch konkrete Alltagsbezüge her, um Menschen in ihren aktuellen Anliegen zu erreichen. Es zeigt erfrischende Wege zu einer praktikablen Spiritualität, die nicht den Wunsch nach Ausstieg aus dem Alltag weckt, sondern den Drang nach Erkunden, Experimentieren und den vollen Einsatz im eigenen Leben entstehen lässt.

Unsere Bücher erhalten Sie bei Ihrem Buchhändler!
Besuchen Sie auch unsere Internetseite mit Bestellmöglichkeit, Internetforum, Leseproben, Veranstaltungstipps und Newsletter: **www.mankau-verlag.de**

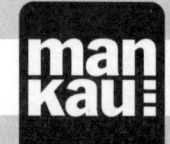